讲给孩子们的科学思维课

大比拼！
脑科学与人工智能

〔韩〕李大烈 著 〔韩〕田珍鹩 绘 戈 蕴 译

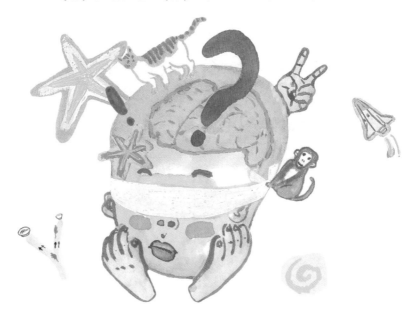

河南科学技术出版社
·郑州·

备案号：豫著许可备字-2021-A-0167

图书在版编目（CIP）数据

大比拼！脑科学与人工智能/（韩）李大烈著；（韩）田珍鹏绘；
戈蕴译.—郑州：河南科学技术出版社，2022.6
（讲给孩子们的科学思维课）
ISBN 978-7-5725-0773-1

Ⅰ.①大… Ⅱ.①李…②田…③戈… Ⅲ.①脑科学-少儿读物 ②人工
智能-少儿读物 Ⅳ.①R338.2-49②TP18-49

中国版本图书馆CIP数据核字（2022）第056900号

出版发行：河南科学技术出版社
　　　　　地址：郑州市郑东新区祥盛街27号　　　邮编：450016
　　　　　电话：（0371）65788642　　　65788613
　　　　　网址：www.hnstp.cn
责任编辑：慕慧鸽
责任校对：张萌萌
封面设计：张　伟
责任印制：宋　瑞
印　　刷：河南博雅彩印有限公司
经　　销：全国新华书店
开　　本：720mm×1 020mm　1/16　　印张：8　　字数：75千字
版　　次：2022年6月第1版　　2022年6月第1次印刷
定　　价：49.80元

如发现印、装质量问题，影响阅读，请与出版社联系并调换。

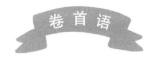

欢迎来到
脑科学与人工智能的世界

我是毕业于美国约翰斯·霍普金斯大学，研究人脑和猴脑的李大烈。我很高兴自己虽身处远方，却还能通过这本书与大家见面。我们先来打个招呼吧。

"小读者们，大家好！"

我仿佛听到了大家充满活力地回答我说"老师好！"

问候完之后，我们开始讨论第一个问题吧。大家为什么想读这本书呢？是因为感觉它很有趣吗？还是因为喜欢书的封面呢？又或者是因为你在看见书名后很好奇书里写着什么内容呀？

不论出于什么原因，大家都在琳琅满目的图书中选择了本书。如果我在正文前先简单说明一下本书的内容，应该就能帮助大家迅速决定要不要继续读这本书了吧。因为大家要做的事情有很多，其他有趣的东西也有很多，我想这可以节约大家的时间。

在这本书里，我要讲的就是大家产生要不要读某一本书的想法这件事。我们身体中负责决定这件事的正是我们的"脑"。

大家知道我们的大脑是用来做什么的吗？积累知识？当然，读完历史类或科学类书籍后，使我们能够对别人的问题对答如流，是我们大脑的重要能力之一，而且我们也常常会说这一能力出众的人是聪明的。但是，人类的大脑所能做的事情远比这要多得多。

比如说，在众多图书中挑选一本既有趣又内容充实的书，可能比单纯读一本书并理解它要难得多。因为大家现在还无法预知未来要用到的、必须要积累的知识有哪些，每个人碰到的情况也不同，需要的知识更不会一样。因此在今后大家的人生中，比起拥有记住一本书的能力，拥有能快速挑选出自己需要的好书的能力更重要。

我想大家今后的生活会与我所经历的生活大不相同。但即便如此，也还是有一些事情是不会改变的，例如，大家未来也会面临无数的选择。想想看，今天到现在，你已经做了多少选择呢？

虽然相比其他动物，人类更加聪明，但生活在这个世界上，不停地做出选择是所有生命体的命运。人类因为拥有性能更高的大脑，才能比其他动物发挥出更大的能力。未来，我们还会仿造人脑来研发人工智能，有了人工智能的帮助，人类在未来能做的事是我们现在无法想象的。而脑作为这一切的开端，我们需要对它有充分的了解。

人们常说的"聪明""高智商"是什么意思？人类的大脑与计算机有什么区别？未来，人类与人工智能能否和谐共处？大家对这些问题很好奇吧！在这本书里，我会把这些内容讲给大家听。那么，快来和我一起进入书里的世界，看一看大家决定阅读这本书究竟是不是一个好的选择吧！

李大烈

目 录

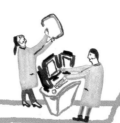

⑦ 将世界紧密连接的脑与智力

⑧ 结语

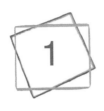

致生活在人工智能时代的
小朋友们

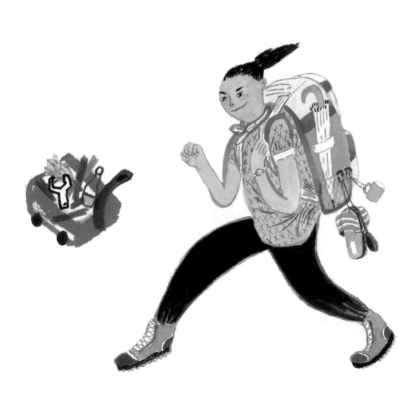

想象一下即将到来的未来，心情如何？

想必大家经常会听到人们说：在不久的未来，世界会与现在大不相同。

"你们以后要和人工智能机器人竞争，真是了不得呀。"

"需要学这个，但说不定那个也得学。现在的有些职业以后是会消失的，而且未来还会出现我们闻所未闻的新职业。"

当你听到大人们说的这些话，内心是不是会有些不安呢？也许你还会有这样的想法。

"既然以后会出现比人类更厉害的人工智能，那现在的努力

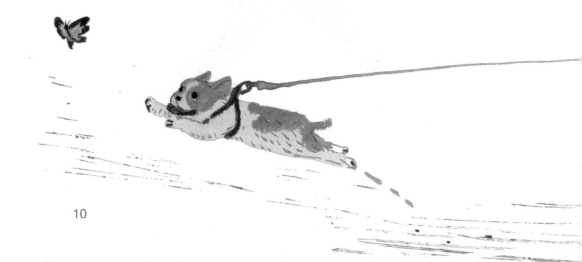

还有什么用呢？"

2016 年，围棋机器人 AlphaGo 打败世界冠军、职业九段棋手李世石；2017 年，它又打败了世界排名第一的柯洁。而后来出现的 AlphaGo Zero（加强版围棋机器人）更是达到了不需要任何人类的帮助就能成为"围棋之神"的地步。大家在觉得机器人好厉害的同时，是不是又感到有些害怕呢？

大家一定很好奇 AlphaGo Zero 是怎样成为人类无法超越的围棋之神的。听起来可能有些奇怪，其实 AlphaGo Zero 学习围棋的过程就像我们训练小狗一样。我想很多小朋友应该都养过小狗，大家在训练小狗的时候都是怎么做的呢？一味地命令小狗做这做那是不是让你感到疲惫却又毫无效果？但如

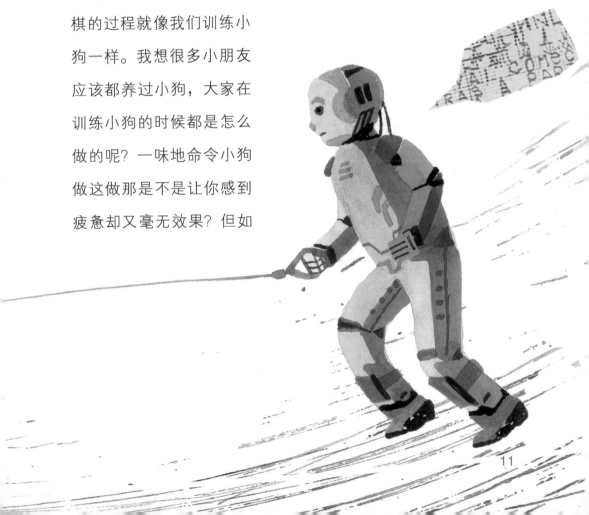

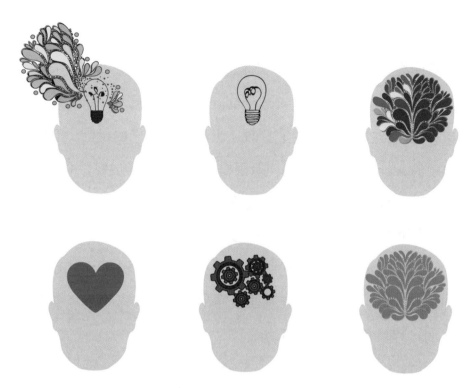

果你在小狗做得好的时候给它零食，做得不好的时候不理睬它，慢慢地，小狗自己就能学会了。大家有没有想过，在这个过程中，小狗的大脑中发生了什么？

什么是大脑？那个被包裹在坚硬头骨之中，柔软而又皱巴巴的部位，就是我们的大脑。

寻找大脑的秘密

我是一名长期研究人类和动物大脑结构和功能的脑科学学

者。我会研究小猫在看电影时，它们的大脑中在发生什么，也会在实验室里观察人类在教猴子玩"石头剪刀布"游戏的时候，猴子的大脑里又在发生什么。把人们在笑或哭、玩耍或工作时候大脑活动的变化扫描下来，然后对这些成百上千张的大脑照片进行分析。

事实上，科学家们从百余年前就已经开始潜心研究 AlphaGo Zero 这样的学习方法。时至今日，像我一样的脑科学家们仍在对此进行更加深入的认真研究。而这些研究成果又被应用到了当今的人工智能研发工作中。

是的，人工智能研究与对人类智力的研究密不可分。但我们总是忙于追求人工智能的卓越成就，而忘却了这一事实，也会开始忧心于"随着科技的发展，如果人工智能最终会取代人类，那我们该怎么办？"这样的问题。

不过，我们不用太害怕，因为在面对陌生事物时感到恐惧是人类的本能。人工智能的原型不正是我们人类自己吗？只要我们对人类的智力有充分的认识，就不会再对人工智能产生莫名的恐惧。

但即使不是因为人工智能，我们也有必要对自己的大脑和智力有所了解。正是因为有了大脑，我们才能思考、记忆、做梦、

活动身体，以及感受这个世界。每当这时，我们的大脑中都在发生些什么呢？

"我们大脑中的思考是如何产生的？"

"动物会思考吗？动物的思考与人类的思考有什么不同？"

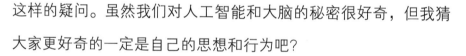

"人工智能的运行模式和我们大脑的运转模式会不会是一样的？"

大家一定对这些感到好奇吧！这样一个问题接着一个问题，最后还会产生"如此复杂的大脑是如何存在于我的头颅之中的呢？"这样的疑问。虽然我们对人工智能和大脑的秘密很好奇，但我猜大家更好奇的一定是自己的思想和行为吧？

"哎呀，我怎么又做了同样的傻事，我的脑子是个摆设吧。"

"我当时为什么会那样想，那么做呢？"

"我一定是脑子不够聪明才会考得不好。"

大家日常生活中的这些感叹其实都是在思考，都是与脑和智力有关的话题。我作为一名脑科学学者，也和大家一样，对大脑有着同样的好奇，问着同样的问题，并且努力寻找答案。

大家是不是也会羡慕聪明的人，想要把所有事情都做得更好呢？那么接下来请认真听我的讲解吧，大家一定会惊叹于自己的大脑所拥有的能力，以及人工智能所"窃取"的大脑机密。都竖起耳朵了吗？我相信等到读完这本书的时候，大家一定能找到自己想要的答案。那么，现在就让我们开始上课吧！

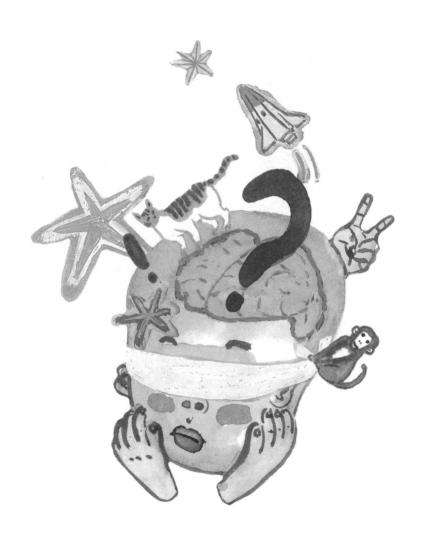

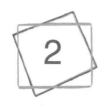

2

小猫和小狗，
谁更聪明？

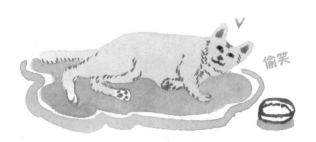

偷笑

乖乖听话

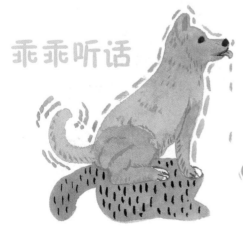

什么是聪明？

在这里我首先要提出一个问题，也是我经常问别人和自己的问题。我想大家一定也经常会问别人这个问题，那就是"X 和 Y 中，谁更聪明？"我们经常会做这样的比较。

那么，小猫和小狗谁更聪明呢？有的人可能会认为狗比猫聪明，而有的人则正好相反，认为猫比狗聪明。如果这两类人针对

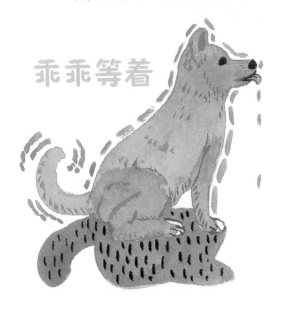

乖乖等着

我，聪明到可以听懂人的话，跟我说"等一下"，我就会一直等着。

这个问题进行争辩，那么可能会没完没了。因为可能他们对"什么是聪明？"这个问题的想法是不一样的。

"聪明"，如果我们换一种方式来表达，它可以叫作"智力"。但要准确理解智力的含义非常难。有研究论文罗列了各种对智力的定义，论文中提到的不同学者的定义足有 70 多种。而我也同样对于如何理解智力这个概念探寻了很久。

从开始的经济学、心理学，到后来的脑科学，我学习了非常多的知识。学习这些知识时，我总是会想："人类是如何拥有迅速而准确地解决复杂问题的能力的？怎样才能研究这样的能力？"

渐渐地，我也会开始思考人的智力与动物的智力有什么区别。大家是不是很难抓到空中飞来飞去的苍蝇或是在地上爬来爬去的蟑

我也聪明得
能听懂人的
话，
但是我会
装作没听懂。
v

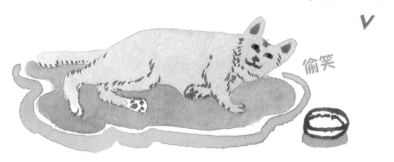

偷笑

螂？每当抓不到的时候，大家有没有想过："为什么人没有苍蝇或是蟑螂这么动作敏捷呢？"虽然我们人类不论是大脑还是体形都比昆虫大得多，但就是没办法抓到一只小小的虫子，大家不觉得奇怪吗？

在面对这样复杂的问题时，科学家们会用一种常用的方法来寻求答案，那就是从小的、简单的部分入手。如果想要解决的问题太过复杂而无从下手，那我们可以先研究类似但简单的问题，以此来掌握问题的重要特点，然后再利用获得的信息来解决自己遇到的复杂问题。

那么，为了了解人类的智力是什么，我们可以先研究一下比人类智力简单点的其他动物的智力。猫或狗和人类一样，都是哺乳动物，与人类有很多共同点，我们还可以找一些和人类非常不一样的生命体，看看它们有没有可以称之为智力的能力。

哺乳动物

哺乳动物是最高等的脊椎动物，基本特点是靠母体的乳腺分泌乳汁哺育初生幼体。

我们首先需要思考一个关于"脑"的问题。动物们大部分都有脑。我们看到头大的人经常会说："哇，你的头长得好大。"大家觉得头大就意味着里面的脑容量也大，智力水平也会更高，也就是说大家相信"脑 = 智力"。

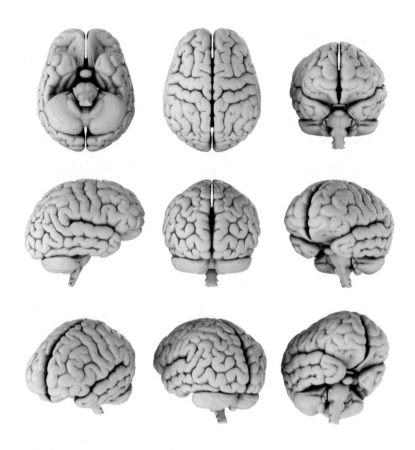

像章鱼或虾这样与人类长得完全不一样的动物，它们的大脑与人类的大脑也是完全不一样的。虽然大部分的动物都有大脑和神经系统，但表现形式却千差万别。

我们常常认为动物大脑的构造只有与人类的差不多，其智力水平才会高，但即使是脑的形状与人类完全不一样

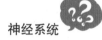

神经系统

神经系统是动物体内由神经元组成的系统，主要作用是使机体内部各个器官成为统一体，并能使机体适应外界的环境。

的动物也会表现出非常有智慧的行为。

例如，章鱼靠着柔软的身体和智力不仅会从外部拧开装有食物的瓶子瓶盖，甚至还能在被困瓶子中时从内拧开瓶盖逃离出来，还能够认出第一次见的人或是讨厌的人，并只对这些人喷墨汁。除此以外，还有像植物那样完全没有脑器官的生物，那么这样的生物也会有智力吗？

没有大脑的生物也有智力吗？

大家知不知道有一种植物，长着像手一样的叶子，如果有虫子飞进来，它就会"啪"的一下把叶子合上？它就是捕蝇草。捕蝇草虽然是植物，但行为与动物类似，因此从很久以前就被称为食虫植物，是植物中十足的异类。2016 年，一个关于捕蝇草的十分有趣的研究结果发布了。研究发现了什么呢？研究发现这种植物会思考。

用铅笔之类的东西敲一敲捕蝇草叶子的内侧，叶片就会闭合。与人类不一样的是，我们人类被戳一次就会避开，而捕蝇草不会在每一次被敲击时都闭合叶片。也就是说，如果叶片在每次被敲

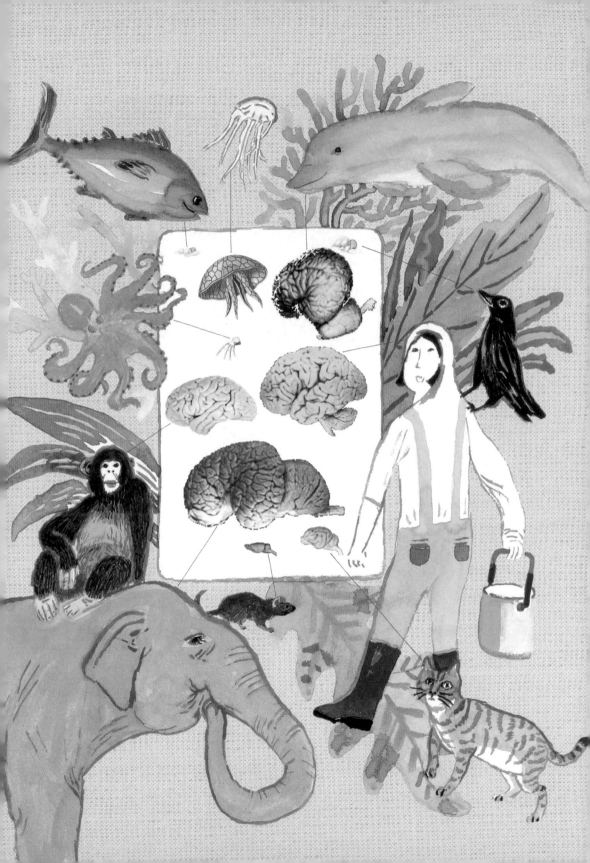

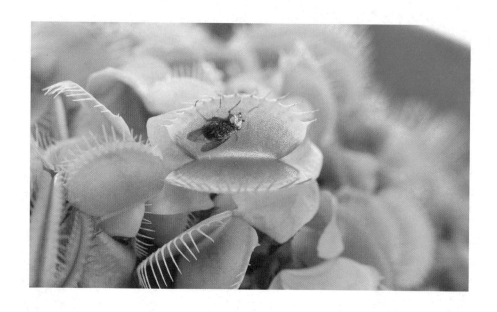

击后都会闭合，那么它就仅仅只是单纯地在重复动作。但捕蝇草却不是这样，如果只敲击一次，捕蝇草是不会闭合它的叶子的，要在 10~20 秒之内再敲击第二次时，叶子才会闭合。咚！咚！

第二次敲击时才会合上叶子，意味着捕蝇草会数数。就好像我们钓鱼时，鱼漂如果只动了一下，我们是不能确定鱼咬了鱼钩的，而是要看到鱼漂再动一下后，才会收起鱼竿。捕蝇草也是一样，如果飞进去的真的是昆虫，它一定会在挣扎时多次碰到叶片，所以捕蝇草也要在叶片被敲击两次以后才会判断出有昆虫进来，然后再合上叶片。

不仅如此，捕蝇草还会在昆虫进来后分泌消化酶，就像人体的胃需要分泌胃液来消化食物一样，捕蝇草也会分泌消化酶来将昆虫消化，吸收营养成分。但这个过程需要消耗非常多的能量，如果捕蝇草根本没有捕捉到昆虫还分泌了消化酶，就会造成很大的能量浪费，所以捕蝇草不是每一次合上叶片后都会分泌消化酶的，而是要在合上叶片后仍然有持续的刺激才会分泌，而昆虫无疑是会一直挣扎的。这时候捕蝇草会确认三次敲击。咚！咚！咚！

消化酶

消化酶是一种能帮助身体快速消化食物的物质。

能量

能量表示物体做功能力大小的物理量。能量的种类繁多，有光能、电能、动能等。

会数数的捕蝇草和单细胞生物大肠杆菌

捕蝇草从抓到昆虫时开始数数，直到确认昆虫确实进来了之后才会分泌消化酶，这期间总共会数五次。由于我们从很小的时候就开始学习算术，自然会觉得数数是一件很简单的事情。但植物不是人，甚至不是动物，所以它们会数数是一件十分神奇的事情。

一二三四五六七八九十！
一二三四五六七八九十！
一二三四五六七八九十！

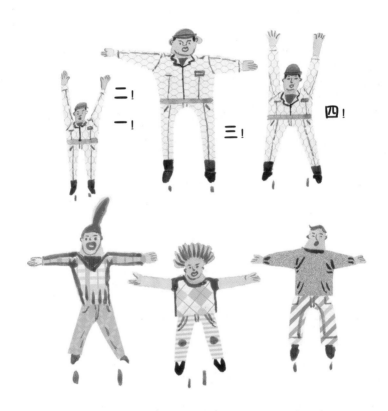

　　我们来仔细想一想数数是什么吧。数数需要有记忆力，因为要知道"第二"这个数，首先需要有一个刺激，记住有"第一"这个数。而要数到五，还需要有比较的能力，因为只有将自己想要的数字五和自己数出来的数字五进行对比，才能知道这是同一个数字。

你可能会问，这是什么了不起的能力吗？我们可以先想一想体育课上经常会做的动作——热身开合跳。有的老师会要求我们跳十次开合跳，还不许喊口号。但我们有时候跳着跳着不自觉地就会喊出"十"，然后在出错后即便累得要命也不得不接受惩罚，再跳十个。

我们在其他集体训练中可能也会做开合跳动作，为了培养队员的团队协作精神，教官会要求我们动作一致，训练时哪怕只有一个人出错，所有人开合跳的数量就会因此增多。有的人会因为数错数而不得不一直跳下去。只要想到这一点，我们就知道，会数数绝不是一件简单的事情。

接下来再来看一看寄居在动物身体中的大肠杆菌吧。大肠杆菌是单细胞生物，它在动物的身体中会按照一定的方式移动到自己想去的地方。

大肠杆菌在移动的过程中，如果周围有很多它们所需要的糖等营养物质，大肠杆菌就会径直向前。如果营养物质渐渐不够多了，大肠杆菌就会

大肠杆菌

大肠杆菌是寄居在动物肠道中的细菌，是只由一个细胞组成的单细胞生物。

细胞

细胞是生物体结构和功能的基本单位，形状多种多样，主要由细胞核、细胞质、细胞膜等构成。植物的细胞膜外面还有细胞壁。

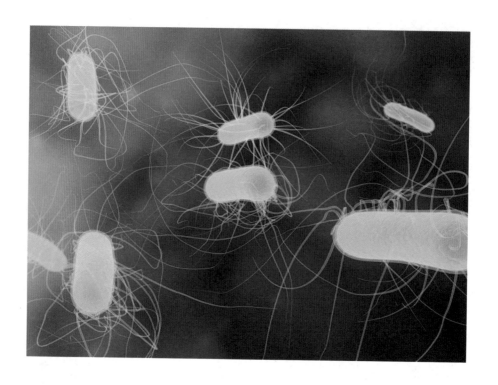

开始四处滚来滚去。大肠杆菌像喝醉酒的人一样左摇右晃，不知不觉中方向就改变了。运气好的大肠杆菌到了营养物质浓度高的地方，直走的时间会变长，而到了营养物质不充足的地方，四处乱转的时间就会变长。

"好像没有营养物质呀？"大肠杆菌蹦蹦跳跳地去往别的方向，"嗯？好像又没有营养物质了。"大肠杆菌又蹦蹦跳跳地转向其他地方。通过这样的方法，大肠杆菌可以逃离没有营养物质的地方，从而避免被饿死。而这个方法其实是大肠杆菌找到自己想要的生存环境的最简单的办法之一。既然单细胞生物身上存在着这样的算法，也就意味着我们可以说，只要有一个细胞，生物就能拥有最低等的智力。

算法

算法是解决方法及其规则的描述。尤其是计算机，如果没有算法来规定要做的每一件事的顺序，计算机就无法执行指令。

就让我来解决问题吧！

捕蝇草和大肠杆菌也有智力这件事是不是让大家感到很神奇呢？那么我们来想一想，我们一般在什么时候会说别人"智商高"？在看到别人能快速解开数学难题，或是像侦探一样顺利地解决复杂的推理问题时，大家是不是就会这样说呢？我们是不会在看到别人解决不了问题的时候说"你的脑子真聪明"这句话的。

我在前文中提到过，研究论文中对"智力"的定义有70多种，大部分的定义内容中都有一个共同的部分，那就是"智力是解决问题的能力"。捕蝇草和大肠杆菌都很好地解决了自己碰到的问题。大肠杆菌虽然是单细胞生物，却懂得如何找到营养物质最充足的地方。捕蝇草虽然是植物，也知道怎样用最少的能量来获得自身需要的养分。因此，我们自然可以说捕蝇草和大肠杆菌是有智力的。

捕蝇草和大肠杆菌解决的是什么问题呢？是生存问题。它们都是生命体，都需要生存下来。捕蝇草和大肠杆菌所生存的环境时刻都在变化，它们不知道食物何时会消失，也不知道天气会怎么变化。为了能够在这样的环境中生存下来，它们拥有了智力。

我认为像捕蝇草和大肠杆菌这样的生命体，为了生存而具备的解决问题的能力就叫作智力。这是不是与大家迄今为止所了解的"智力"有点不一样呢？下面我们再来进一步讲一讲吧。

关于高水平智力与低水平智力的谜题

虽然我们说捕蝇草和大肠杆菌有智力，但它们能和拥有更大的脑和更复杂神经系统的章鱼或猴子一样聪明吗？好像也不是吧？我们为什么会觉得有的生命体智力水平高，而有的生命体智力水平低呢？同样地，在比较人工智能时，当我们说围棋机器人比之前的其他机器人性能更优越，又是从哪一点来判断的呢？

我们经常会认为，越会处理复杂难题的人越聪明。那么，不

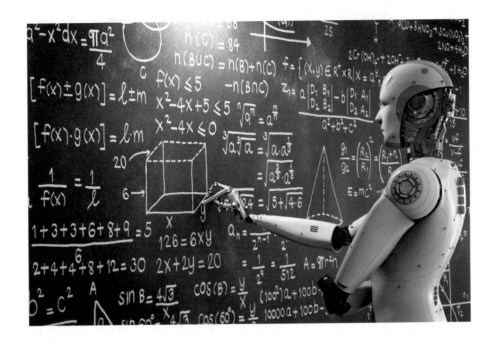

论是人还是人工智能，如果答出了世界上最难的题目，就一定拥
有最高水平的智力吗？

　　如果判断智力水平高的唯一标准是拥有能轻松答题的能力，
那我们可以说围棋机器人已经拥有了超过人类的智力水平，因为
围棋是一种非常难的策略游戏。哪怕是在围棋机器人横空出世前
不久，人们还认为在围棋领域，人工智能要想赢过最强的人类选
手还需要 10 年的时间。而围棋机器人打破了这一预言。如果按
照前面讲的判断智力水平高低的方法，我们可以说围棋机器人拥
有水平非常高的智力。

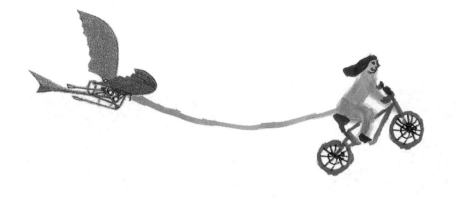

　　然而事实是，围棋机器人虽然解决了复杂难题，但它会做的只有下围棋。只会做一件事情的智力还能够称为高水平智力吗？我觉得不能。让我们来想一想，围棋机器人只能在围棋比赛中战胜人类，除此之外它一无所知。它不会踢足球，不会打扫卫生，不能决定晚上吃什么，更不会在自身出现故障时自行修复了。

　　我们再反过来想一想，如果一个人不会说话，没有办法自己吃饭，听到笑话也毫无反应，像围棋机器人一样除了下围棋什么都不会，每天必须依靠注射营养剂才能存活，这样的人还能称为拥有高水平智力吗？

　　人们在生活中遇到的问题无时无刻不在变化。我们不知道什么时候会出现什么样的问题，也经常不知道要用什么办法来解决碰到的问题。解决问题的方法可能会有很多种，甚至不一定会有标准答案。哪怕只是要决定和朋友一起出去玩什么，也得事先考虑好和哪个朋友一起去，什么时候见面，去哪里玩，这些都会影响你最终决定玩什么。围棋机器人只会下围棋，不会解决这样复杂的问题。但是大家却不一样，不论和哪个朋友出去玩，都可以迅速决定去哪里、玩什么。

是的，所谓优秀的智力，既不是指最强的下围棋能力，也不是最会解数学难题的能力。它是生命体在各种情况下都能决定如何行动，以获得当下最好的结果的能力。大家都已经拥有了这样优秀的能力。

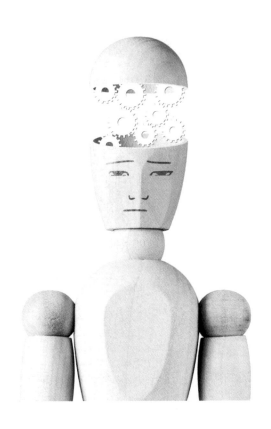

智力和智商，大不相同

大家知道自己的 IQ（智商）吗？就算不知道自己的智商是多少，我想小朋友们也一定听过"智商超过 150 就是天才"这种说法，并且应该对只有智商高的人才能加入的世界顶级智商俱乐部——门萨俱乐部有所耳闻吧？很多电视节目都会在天才小朋友出场时，先给他做一个智力测试，还会在电视画面中为能展示出超强记忆力的天才少年添加上"智商达到×××！百年难得一见的天才出现了！"这样的字幕。

IQ

智力商数（Intelligence Quotient，IQ），简称智商，是指通过测试和计算将一个人的智力水平用数字表示出来。IQ是表示个体智力高低的数量化指标。

门萨俱乐部

只有在智力测试中获得高分的人才能够作为会员加入的国际团体。

即使不是电视节目，我想大家周围也一定会有一些既聪明又懂得多，学习成绩还非常好的朋友。看着这些本就聪明的孩子学习也非常努力，是不是会觉得天才也不是谁都能做的呢？大家有时候是不是也会觉得自己智商不够高，也没有什么特别擅长的事情，有些过于平凡了呢？

在这里我有些话一定要告诉大家，那就是智力和我们称之为

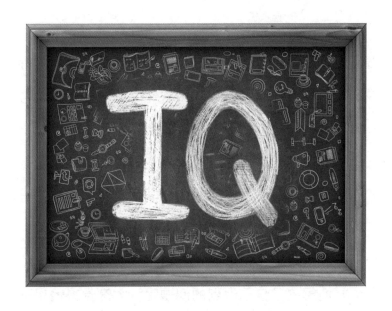

IQ 的智商是完全不同的。人们经常会混淆"智力"和"智商"这两个概念，甚至会认为"智力"和"智商"是同一个概念，但这两者其实完全不一样。

智力是指我们在各种环境中处理自己碰到的各种复杂问题的能力，而智商不过就是个测试成绩而已。并且这个测试仅仅只是测试记忆力、计算能力、推理能力等几项能力，绝不可能全面展示出我们解决问题的能力，所以大家完全没有必要因为自己的智商数据不高而失落。

我们假设有一个非常喜欢画漫画但总是画不好的小朋友，他非常苦恼，在寻找解决办法时发现了一款用来画网络漫画的软件，用着用着，他发现自己可以画好漫画了。他的烦恼是不是就这样得到解决了？但是当他每天沉迷于用软件中的触控笔画画时，他有些担心自己会因此疏远了朋友，于是他把自己画的漫画拿给朋友们看，还和朋友们一起讨论剧情和角色，他们的关系变得更好了。他又想着这样下去会不会因此而让学习的时间变少，进而导致成绩下降呢？结果这次学校布置的作业刚好就是把课堂上学到的东西用漫画画出来，这样学习不就变得很有趣了吗？这位小朋友是不是很好地解决了自己遇到的问题呢？大家觉得他用来解决这些问题的能力是用一个数字就能概括的吗？

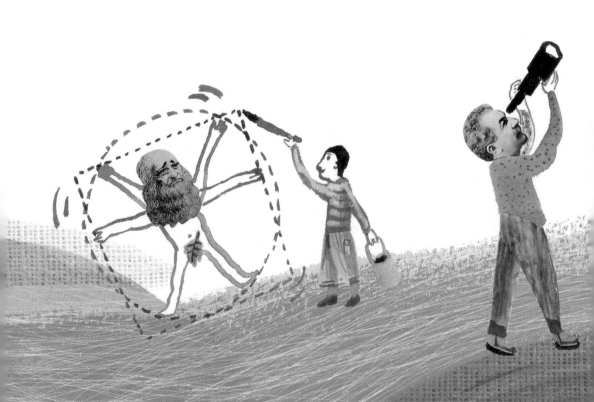

所以，当大家遇到自己无法解决的难题时，不要苦恼，觉得是自己脑子不够聪明，要多想一想，在那些别人至今都无法解决的问题中，有没有哪一些是只有自己可以解决的。我们要相信，每个人都充分拥有自己的优势，而在优势领域，我们都拥有很强的解决问题的能力。

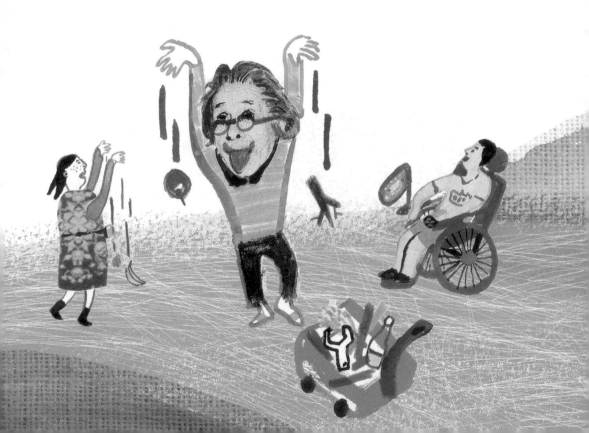

海豚和猴子，谁的智力水平更高？

不要好奇动物的智商

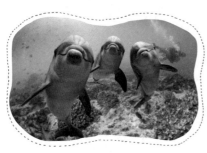

在提到"智商"这个词时，有一点需要我们注意，那就是智商是以人类为对象创造出来的，并不适用于动物。但人们总是会好奇猴子的智商、海豚的智商，想要区分出哪些动物更聪明。如果我们将智商和智力混为一谈，就容易陷入误区，以为可以对生命体的智力水平进行排序，决出高低。

智商不等于智力

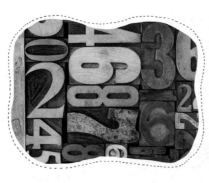

先举个例子吧，如果要比较我和我的朋友有什么不同，不可能简单地用一句话就能说清我和朋友哪里不一样，怎么不一样。比一比身高是可以的，但不能因为我比朋友个子矮就说我低人一等吧？同样的，那些测试记忆力或推理能力等几项能力的测试分数也一样，智商测试并不能完全反映出一个人的智力水平。

为什么会有智商测试?

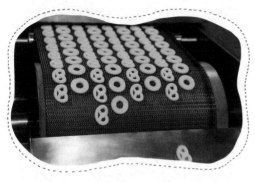

智商测试的广泛传播主要是受到了20世纪工业化的影响。随着工业化进程加快,以农业生产为中心的传统社会逐渐转变为以机器生产为中心的工业社会。要以同样的方式一次性大量生产同样的产品,就需要那些能够快速记住工作流程和内容,并按照指示执行工作的人才,而智商测试能够挑选出拥有这种能力的人。

我们的大脑很聪明!

在我们生活的21世纪,拥有自己独特的能力更为重要。随着机器、计算机和人工智能的发展,曾经发挥了重要作用的智商及资格证考试正在逐渐失去它们的重要性。因此,我们要想洞察未来社会新的变化并去适应它们,就得了解哪些能力是只有我们人类才有的。而这些能力大多来源于我们的大脑,所以学习脑科学十分重要。

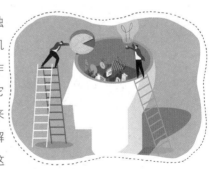

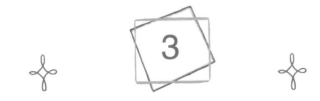

我们为什么有脑？

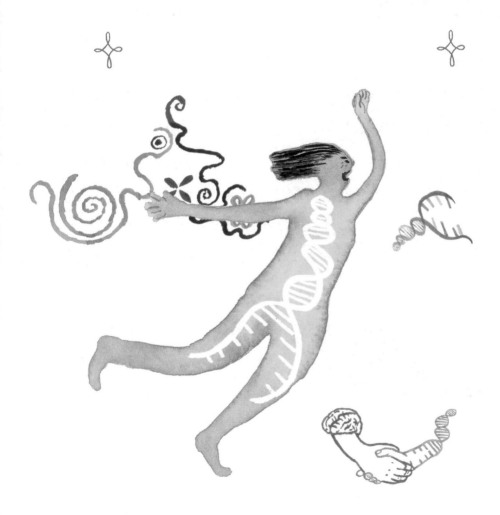

不会消失的基因的秘密

　　智力可以说是生命体解决问题的能力。但是，不论解决什么问题的能力，都能够称之为智力吗？并不是这样的。我们来设想一下生命体用自我欺骗的行为来逃避问题的智力吧。拥有这种智力的生命体认为该方法能让自己尽快从问题导致的烦恼中脱离出来。如果这样的智力很强，拥有这种智力的生命体是不是就永远解决不了问题，只能一直地自我欺骗？这有什么用呢？

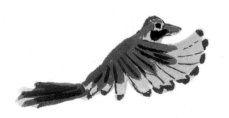

　　生命体最重要的目标就是解决问题，而智力是为了实现这个目标所必需的。真正的智力必须是能够帮助生命体真正地解决问题的能力。

　　在这里我想提出一个问题，

大家知道什么是生命体吗？你们可能会说："活着的就是生命体呀，为什么要问这么简单的问题？"那么，什么叫作活着呢？会动？会生长？还是会吃东西会排泄？是不是越想越觉得难以界定呢？

生命体是指有生命形态的独立个体，能对外界刺激做出相应反应，有能力维持自己的生命。我们来找找看，在我们周围有没有存在了 100 万年甚至是 1000 万年以上的东西呢？其实即使只是 1 万年以上的东西，我们也无法找到。不论是用多么坚实的材料建造而成的建筑或是机器，在经过了漫长的时间后都会倒塌或是破损。只有生命体经过数十亿年还能充满生机。

你可能会问，我们人类也是生命体，可人的寿命一

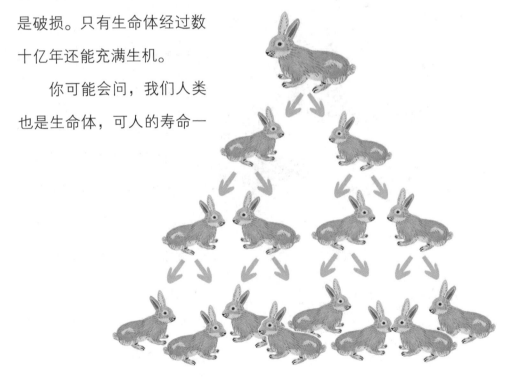

般只有 100 岁左右呀？并不是这样的，即便我们去世了，还会有和我们相似的子孙后代留下来。我们有着与父母相似的面孔、身材、性格等，像这样子女继承父母的某些特征的现象，就叫作遗传，而控制遗传的就是基因。基因是生物体遗传的基本单位，存在于细胞的染色体上，呈线状排列。基因支持着生命的基本构造和性能。基因储存着生命的种族、血型、孕育、生长、凋亡等过程的全部信息。生命体的生、老、病、死等一切生命现象都与基因有关。生命体通过基因将自己的特征传递给下一代。

所有生命体都可以通过基因繁殖出与自己特性大致相同的生命体，这叫作基因的自我复制。能够通过自我复制提升个体数量的生命体即使经过数亿年，甚至数十亿年都不会轻易消失。

我们从祖辈那里继承基因，又将基因传递给下一代。我们的身体虽然会消失，但从祖辈那里继承的基因却会世世代代延续下去。也就是说，通过不断诞生的新的生命体，遗传基因不会消失，可以得到长久保存。

奇特又惊人，细胞内的"合成工厂"

生命体是如何将基因传递给子孙后代的呢？地球上绝大多数生命体的细胞里都含有DNA，而DNA上携带有遗传信息。大家是不是经常听到DNA这个词？ DNA（deoxyribonucleic acid, DNA），中文名为"脱氧核糖核酸"，它是绝大多数生命体发育和正常运作必不可少的生物大分子。DNA是由脱氧核苷酸组成的大分子聚合物，脱氧核苷酸由碱基、脱氧核糖和磷酸构成，其中碱基有4种：腺嘌呤（A）、鸟嘌呤（G）、胸腺嘧啶（T）和胞嘧啶（C）。由于组成脱氧核苷酸的碱基有4种，因此构成DNA分子的脱氧核苷酸也有4种：腺嘌呤脱氧核苷酸、鸟嘌呤脱氧核苷酸、胸腺嘧啶脱氧核苷酸和胞嘧啶脱氧核苷酸。DNA 还有一个有趣的结构——两条反向平行的多核苷酸链相互缠绕形成的双螺旋结构，这使它看起来像麻花一样。绝大多数生命体就是通过复制自己的 DNA 并传递给下一代来实现生命的延续的。

但是 DNA 只能储存遗传信息，不能独自完成自我复制。要复制 DNA，需要有一种酶——解旋酶来把 DNA 两条链像拉链一样解开，然后以解开的每一段母链为模板，

酶

酶是一种加速生命体体内化学反应的物质。我们体内大约有3000种酶。

在 DNA 聚合酶等酶的作用下，利用碱基互补配对原则（A 与 T、C 与 G 配对），以游离的 4 种脱氧核苷酸为原料，合成与母链互补的子链，母链和相应子链盘旋绕成双螺旋结构，就形成了子代 DNA 分子。DNA 是边解旋边复制的。这里的酶就是一种蛋白质。

在我们的身体中，蛋白质可以做的事情非常多。小朋友们，在你们成长的过程中，爸爸妈妈经常会让你们多吃些肉，这是因为蛋白质是组成我们身体许多部分，比如肌肉组织和器官等的重要成分。蛋白质不仅仅是我们身体的重要组成成分，还能为我们提供能量。同时，蛋白质还能帮助 DNA 完成复制，有助于人体消化食物，在我们生病时产生抗体。生命现象就是伴随着成千上

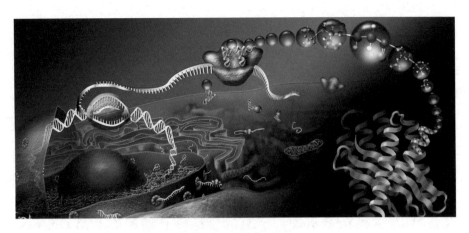

· 蛋白质的合成过程 ·

万种蛋白质的活动而产生的。

如此重要的蛋白质是怎么合成的呢？前面讲过，基因决定了生命体的性状，其直接表现就是基因指导了蛋白质的合成。基因指导蛋白质合成的过程被称为基因的表达。蛋白质的合成过程是在细胞内的"化学工厂"——核糖体内完成的。长长的 DNA 链上有四种不同的脱氧核苷酸按顺序排列着，根据这些物质排列顺序的不同会产出各种不同类型的蛋白质。

事实上，如果我们仔细观察细胞中蛋白质的合成过程，就会发现它是如此复杂而精准，甚至让人难以相信这一切真的是在我们体内发生的。下面，就让我们以人体为例，看看人体中的 DNA 是如何指导蛋白质合成的吧。基因指导蛋白质的合成过程可以分为转录和翻译两个部分。

转录是在细胞核内进行的，是以 DNA 双链中的一条链为模板，按照碱基互补配对原则，合成 mRNA（信使 RNA，是蛋白质合成的模板）的过程。转录过程又分为起始、延伸、终止三个阶段。在转录起始阶段，RNA 聚合酶与 DNA 上的结合位点结合，然后将双螺旋结构的 DNA 解旋。在延伸阶段，RNA 聚合酶沿着 DNA 的模板链滑动，游离的核糖核苷酸的碱基与 DNA 模板链的碱基互补配对，RNA 聚合酶将核糖核苷酸连接起来形成 mRNA，待 RNA 聚合酶到达基因的终点时，转录过程就完成了。然后，DNA、RNA 聚合酶和合成的 mRNA 分离。转录产生的 mRNA 不能直接用于下一步的翻译过程，还需要加工和剪辑后才能形成成熟的 mRNA。mRNA 通过细胞核的核孔进入细胞质中，进行翻译过程。

翻译是在细胞质中进行的，是指以 mRNA 为模板，合成具有一定氨基酸（构成蛋白质的基本单位）顺序的蛋白质的过程。mRNA 进入细胞质后，与核糖体（细胞内利用氨基酸合成蛋白质的场所）结合，携带有氨基酸的 tRNA（转运 RNA，识别并转运氨基酸）通过与 mRNA 上的碱基（mRNA 上 3 个相邻的碱基编码 1 个氨基酸）互补配对，将氨基酸连接起来合成肽链。肽链是蛋白质的一级结构，一个蛋白质分子由一条或多条肽链组成。肽链通过正确折叠后形成蛋白质。

某生物科学研究所按照蛋白质合成的实际速度制作了一个动画视频，该视频的时长为两分钟多。那么，大家觉得，制造蛋白质所需的这两分钟多时间，是长还是短呢？大家可能会想，完成这么复杂的活动，这么一点时间应该算很快了。但在我看来，还是太慢了。下面就让我来告诉大家，为什么我会这么想。

人活着，就总会有遭遇危险的时候，比如说，我们在过人行道时，突然有一辆车冲过来，为了避开这个危险，我们需要迅速决定是要停下来还是更快地跑过去。如果这时是用蛋白质来解决这个问题会怎么样？我们身体中要制造出能够决定逃跑的蛋白质要花非常长的时间，等到反应过来，事故肯定也已经发生了。也就是说，生命体在解决自己遇到的问题时是有很多困难的，所以到这时候，是什么在帮助我们解决难题呢？终于，轮到我们的大脑闪亮登场了。

终于，我们的大脑闪亮登场

地球上最初诞生并进化而成的生命体由于反应速度慢，经历了非常多的困难，因为它们在面对生存问题时不能快速移动也不能逃跑。经过数十亿年的进化，直至 6 亿年前，地球上才第一次出现了肌细胞，也就是出现了动物。几乎没有动物是没有肌细胞的，99.9% 的动物都有肌肉，而是否有肌肉也是判断其是否是动物的标准之一。

肌细胞

　　肌细胞是动物体内能动的、收缩性的细胞的总称，具有收缩运动的特性，是机体器官运动的动力源泉。肌肉组织主要是由肌细胞构成的。人体各种形式的运动，主要是靠一些肌细胞的收缩活动来完成的。

我们觉得植物好像没有智力，是因为植物的反应太慢。与此相反，如果一个生命体反应迅速，我们就会觉得这个生命体很聪明。同样的道理，如果有人能言善道，大家就会说："这个人好聪明啊"。而说话这件事，其实是人类拥有了控制声带肌肉的能力，不能控制肌肉就无法说话。我喜欢音乐，也喜欢和别人一起合奏，但演奏乐器也需要通过肌肉来实现。把鼓棒掉在地上或是弹错琴键这些看起来傻乎乎的行为，也都是肌肉的失误。所以

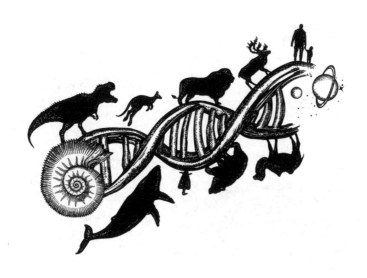

其实我们是在根据人的肌肉行为来判断其智力水平的高低。

要想让肌肉做出我们想要的动作，发出想要的声音，说出想说的话，弹出想要的音符，让鼓棒不再掉在地上并踩准节奏，就需要有一个"管家"来控制我们身体中的肌肉。于是我们的大脑就应运而生了。大脑由许多神经元错综复杂地连接而成，大脑通过神经元来控制我们的行为，让肌肉按照我们的意愿行动。有了大脑，动物们也就拥有了对自身生存和繁衍大有帮助的强大系统。

那么是谁创造了功能这么强大的大脑呢？是基因，研究表明，大脑早期的发育是由基因主导的。基因指导蛋白质的合成，而蛋白质又组成肌肉和我们的大脑，所以，这一切都起始于基因。希望无论大家以后学习什么，都能记住这一点。

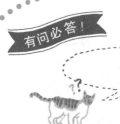

大脑被控制了的生物也有智力吗？

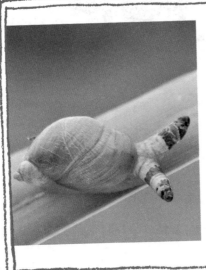

某些寄生虫为了繁殖会控制宿主的大脑。有一种叫作双盘吸虫的寄生虫，它的宿主为蜗牛和鸟类。生活在蜗牛体内的双盘吸虫到了要更换宿主的时候，它会侵入蜗牛的触角，使蜗牛的触角看起来像不断跳动的毛毛虫，以引诱鸟类捕食。另外，它还会控制蜗牛的大脑，使蜗牛爬到树枝顶端，暴露在鸟类的视线之内。这样，当蜗牛被鸟类吃掉后，其宿主就更换成鸟类了。

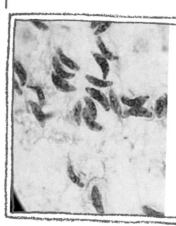

弓形虫这种寄生虫要实现有性繁殖，需要转移到猫科动物身上。因此，寄生在老鼠身上的弓形虫会沿着老鼠的血管移动到老鼠的大脑并侵占它，以此改变老鼠害怕猫的本能，使老鼠时刻追寻猫的味道，进而更容易被猫捕食。

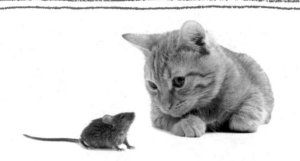

　　大脑被寄生虫控制了的宿主生物会失去做出对自己有益行为的能力，甚至会选择将自己置于死地。这样的行为反映的不是宿主的智力，而是寄生虫的智力。所以，不论是什么行为，我们都要认清这种行为是源于谁的智力。

　　围棋机器人的胜利，可以说是那些下定决心要战胜人类棋手的科学家和工程师的胜利。也就是说，智力和拥有它的生命体的目的有着密不可分的关系。因此，我们在谈到人工智能时，首先要想到人类的智力。

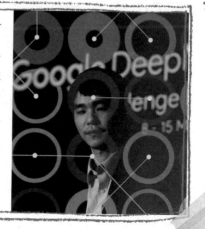

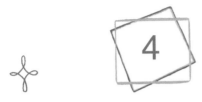

登陆火星的人工智能
和偷懒的脑

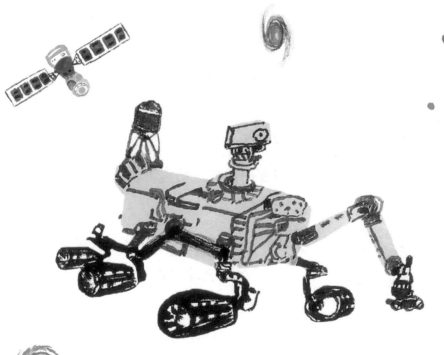

火星车，执行任务吧！

要想准确理解智力，首先要弄清楚基因和大脑的关系。下面，为了帮助大家更好地理解这两者之间的关系，我给大家讲一个关于火星探测机器人的有趣故事。

火星是太阳系中离地球较近，且今后可能适宜人类生存的行星，同时，火星上还可能存在着外星生命体。因此，人类从 20 世纪 60 年代起多次向火星发射探测器，还发射了能够直接在火星表面行驶并进行巡视探测和科学实验的探测机器人。这些探测机器人被称作火星车，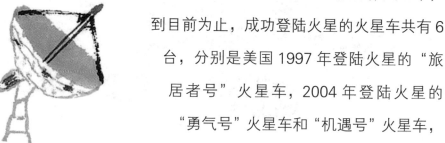到目前为止，成功登陆火星的火星车共有 6 台，分别是美国 1997 年登陆火星的"旅居者号"火星车，2004 年登陆火星的"勇气号"火星车和"机遇号"火星车，

2012 年登陆火星的"好奇号"火星车，

2021 年登陆火星的"毅力号"火星车，

以及中国 2021 年登陆火星的"祝

融号"火星车。

　　科学家将火星车送上火

星主要是为了查明火星上是

否存在水、是否有生命体，以及

火星的地形地貌。要让火星车执行任务，最简单的方法就是科学家在地球上的地面控制中心直接操控火星车，就像大家小时候用遥控器控制玩具遥控车一样。那是不是在火星车上安装多个摄像头，然后科学家根据摄像头传回来的视频，用像游戏手柄一样的东西来操控火星车就可以了呢？让火星车移动到指定的地方拍照，在移动的过程中，如果前面有石头就让它避开，如果是山谷就让它后退，听起来好像不难。

　　实际上却不能这么做。因为火星离地球的距离远到我们无法在地球上同步远程操控火星车。即使以宇宙中最快的光速来传递信号，信号要到达火星也需要花费 12 分钟左右，所以地面上的科学家从接收到火星上的信号，到再次从地球上将信号发送到火星，总共需要花费大约 24 分钟的时间。

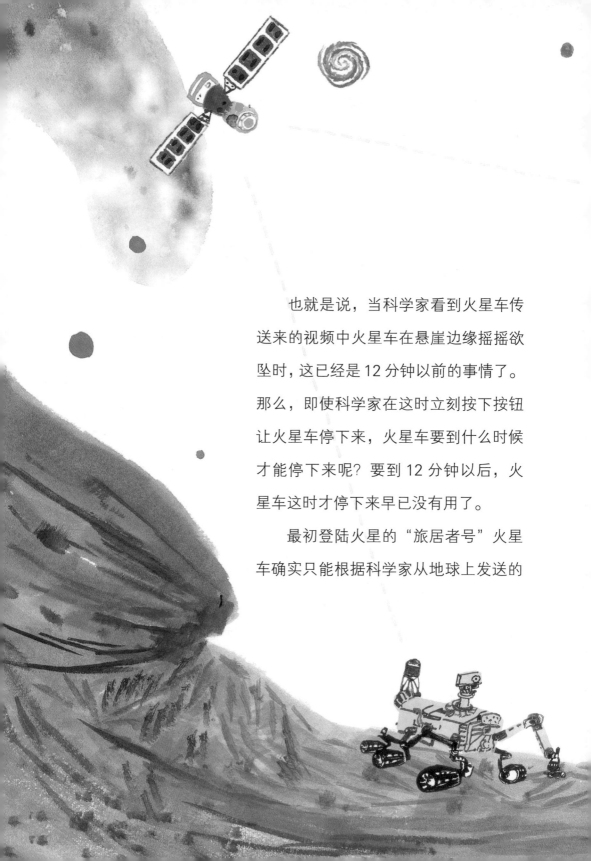

　　也就是说，当科学家看到火星车传送来的视频中火星车在悬崖边缘摇摇欲坠时，这已经是 12 分钟以前的事情了。那么，即使科学家在这时立刻按下按钮让火星车停下来，火星车要到什么时候才能停下来呢？要到 12 分钟以后，火星车这时才停下来早已没有用了。

　　最初登陆火星的"旅居者号"火星车确实只能根据科学家从地球上发送的

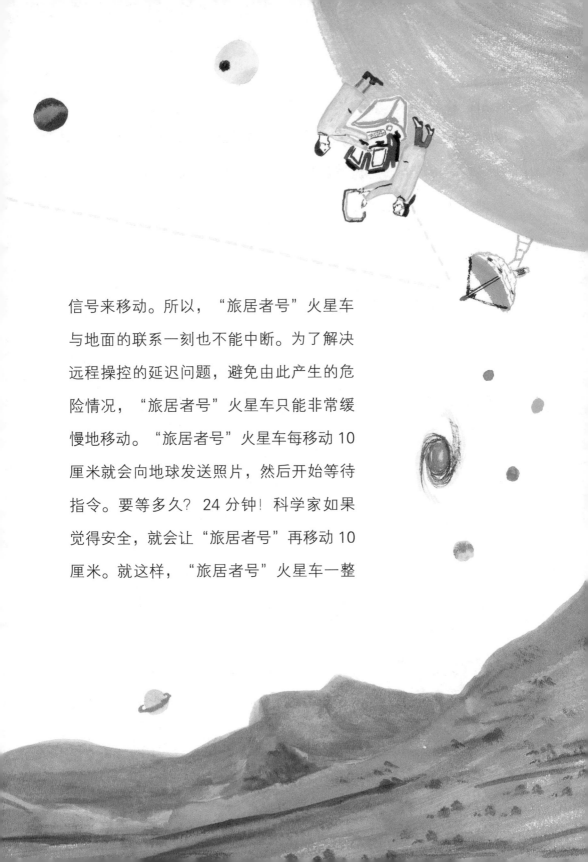

信号来移动。所以，"旅居者号"火星车
与地面的联系一刻也不能中断。为了解决
远程操控的延迟问题，避免由此产生的危
险情况，"旅居者号"火星车只能非常缓
慢地移动。"旅居者号"火星车每移动 10
厘米就会向地球发送照片，然后开始等待
指令。要等多久？ 24 分钟！科学家如果
觉得安全，就会让"旅居者号"再移动 10
厘米。就这样，"旅居者号"火星车一整

天只能移动数米，而原本"旅居者号"火星车是可以以每分钟 1 米的速度移动的。所以，为了能够使科学家在地球上做出的所有决策均能传达到，"旅居者号"火星车只能以很慢的速度一点一点地移动。

去往宇宙的人工智能

几年后，科学家们在将两辆双胞胎火星车——"勇气号"和"机遇号"送往火星时，给这两辆火星车装载了简单的人工智能。也就是说，科学家不用每时每刻在地球上对火星车进行远程操控，而是让火星车能够自己决定往哪儿走。在这之后发射的火星车上均装载了人工智能。

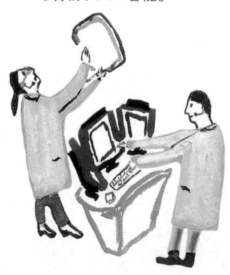

"好奇号""毅力号"和"祝融号"至今仍在火星上进行探测活动，只要科学家对它们下达"明天要到达那边的山岭上"的指令，那么就算地球上的科学家在睡觉，它们也能够自己选择安全的路径

到达目的地。另外，火星夜晚的温度甚至会降到 –150℃，低温环境下火星车还会自动启动加热器。以太阳能作为动力的火星车，当电量用完时就会停在原地等待，直到充电完成。

其实，火星车做的事情和生命体为了生存而解决问题十分相似。独自安全地行动，维持体温，获取自身需要的能量，这几乎是所有生命体都拥有的能力。智力不就是生命体为了适应环境而做出必要行为的能力吗？火星车上装载的人工智能和围棋机器人比起来几乎可以说是老古董，十分简单而微不足道。但是围棋机器人除了能下好围棋外，其他什么也做不了，而火星车不仅能够解决自身遇到的各种问题，还可以完成各种任务。

那么，我想在这里提出一个问题：我们能够说火星探测机器人和围棋机器人，谁的智力水平更高吗？或者说，这两者中，谁的能力更接近真正的智力？希望大家可以思考一下这个问题。

寻找大脑的主人

从逻辑关系上来看，上文中讲的地面控制中心与火星探测机器人之间的关系，其实与基因和大脑之间的关系有点相似。下面就来看一看我为什么要这么说吧。

即使基因工作再快，制造出细胞构成所必需的蛋白质也需要几分钟。但细胞的构成不是只需要一种蛋白质，而是成千上万种的蛋白质。关键的问题是，基因不仅仅要制造这些蛋白质，制造出来的蛋白质还要移动到需要它的地方与其他蛋白质结合。这样下来，整个过程要花费的时间太长，基因什么也做不了，于是基因就制造出了肌肉和大脑。

那么，操控大脑又是怎么一回事呢？既然大脑是由基因制造的，那么基因是时时刻刻直接操控大脑的吗？不是的，这既不可能也不可取。如果是这样，直接由基因来完成全部事情就可以了，为什么还要制造出大脑呢？这就好像如果科学家在地球上操控火星车的一切行动就无法完成任务一样，要想迅速应对突发状况，基因也需要放开对大脑的控制。

现在大家大概了解基因和大脑之间扑朔迷离的关系了吧？科学家们给火星车装上人工智能，把如何行动的选择权交给了火星车，火星车因此得以高效地完成任务。基因也是一样的，因为基因把权限交付给了大脑，生命体才能够高效地解决问题。

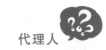
这样看来，生命体真正的主人不是大脑，而是基因。大脑只是接受了基因交办的任务，负责生命体的安全和做事效率的"代理人"。这种关系在经济学中叫作本人—代理人关系。接下来我们就通过科学与经济学的这种碰撞，更深入地了解大脑和智力之间的秘密吧。

做事情需要分工合作

在很多情况下，要想圆满解决一个问题，大家一起合作要比自己一个人做好得多，也就是说，分工合作能够提高我们解决问题的效率。我们可以设想一下，假如你又会弹吉他，又会打架子鼓，即使这两种乐器你都很

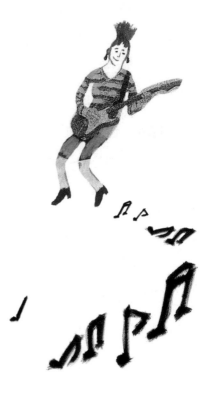

63

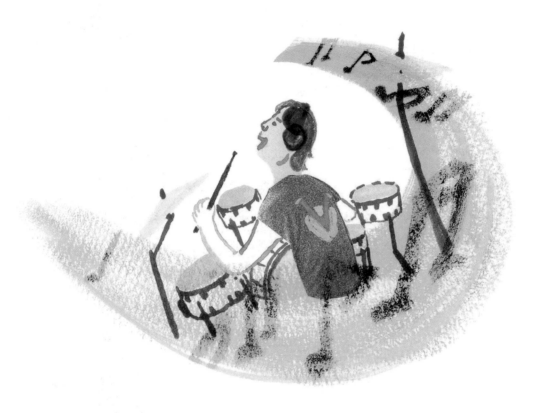

擅长，也没有办法自己一个人同时又弹吉他又打鼓吧？不仅如此，比起自己一个人弹吉他或是打鼓，和朋友分配好各自的角色，一起演奏出来的音乐也会更美妙。

生命体也是一样的，为了解决自己遇到的问题，生命体需要迅速调动自己复杂的神经系统和肌肉来做出反应。所以，基因分配好了自己和大脑各自的职责，基因对大脑说"这个你看着办吧"，然后就把控制权交给了大脑。

事实上，我们经常会把自己的事情交给别人来代替我们做，这就叫作"委托"。如果我们想快速完成某一项任务，也会经常把其中的一部分交由合作伙伴完成，这就叫作"分工"。你们的家长或者老师是不是经常会让你们帮忙跑腿？这时，老师或家长其实是将自己的一部分权限和工作交到了你们的手上，要走哪条路，是走着去还是跑着去，是由谁来决定的呢？都是由大家自己决定的。

委托

委托指请人或机构等代办某件事情。

分工

分工指在做某个工作时，将一个人的事情分给多个人做。

通过分工和委托，我们可以有效地达成目的。同样地，企业也会为了获取更大的利益而招聘许多员工，然后把不同的工作分配给不同的员工，这种情况在我们生活中很常见。但是分工和委托同样也会带来让我们头疼的问题，因为很多时候我们无法确认自己委托的人是否真的能认真完成工作，甚至自己委托的人还有可能欺骗我们。所以，我们在拜托别人帮我们做事情的时候，只能选择相信这个人会听从自己的安排。

就连基因也一样，"大脑啊，我相信你，你看着办，可不要妨碍到我的自我复制哦"。然后将所有事情都委托给了大脑。但是从基因的角度来说，没有比这更危险的事情了，因为如果大脑背叛了它，它就彻底完蛋了。那么，怎样才能防止背叛呢？

防止大脑偷懒

大家有没有过下面这些经历？在爸爸妈妈命令自己学习的时候偷看漫画，把买习题册的钱用来买零食，因为讨厌整理房间就把垃圾都藏到床底下……我曾经也是一个小朋友，我猜大家中的许多人都有这种经历。这种问题在大人们上班的公司里也同样会发生。家长希望自己的孩子好好学习，老板们也都希望自己的员工能认真工作，但小朋友和成年人都会有偷懒的时候。

经济学家们对分工和委托导致的问题进行了研究，尤其是对保险公司与投保人之间的关系进行了充分研究。就拿车辆保险来说吧，开车的人一般都会买车辆保险。虽然他们也会尽量不出事故，但一旦出事故，他们就要花一大笔钱，所以一般都会买车辆保险。只要车主们通过购买车辆保险，提前支付一些保险费用，在以后遭遇事故时就可以由保险公司来赔付。

但是，在车主购买过保险以后，道德风险的问题就来了。因为购买了保险，车主就会认为在出现事故时，保险公司会提供赔偿。一旦车主没有了赔款压力，他们开车时就会比没买保险时更莽撞一些，事故反而变多了。那么，保险公司就得一直赔付保险金。

还有更严重的例子。在一些国家，人们因为害怕自己昂贵的手机丢失或是屏幕被摔碎，也会给手机买保险。但是在买了手机保险后，有些人会因为想要一部新手机，而撒谎说手机丢了或是故意把手机屏幕摔碎。这种故意制造事故或是说谎的行为就被视为道德风险。

保险

保险是指以集中起来的保险费建立保险基金，用于补偿因自然灾害或意外事故所造成的经济损失，或对个人因死亡、伤残、疾病或者生存至约定的年龄、期限时给付保险金的一种经济补偿制度。

道德风险

道德风险是指个体行为由于受到保险的保障而发生变化的倾向。此处可以理解为，投保人在知道保险公司会补偿自己损失后故意制造事故，从而骗取保险公司的保险金。

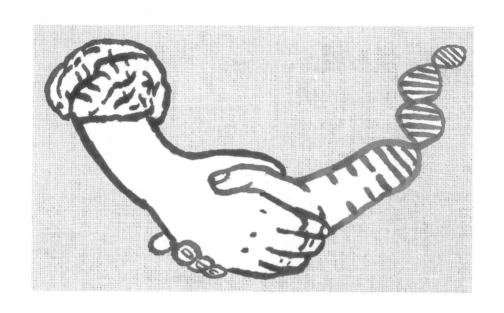

　　要防范和化解道德风险，保险公司应该怎么办呢？车辆保险公司可以采取的一个办法是监控所有的车辆，也就是实时监测所有的司机有没有疲劳驾驶或是超速驾驶，但这显然是不可能实现的。所以保险公司使用了别的办法——和司机签订协议，双方约定发生事故时，保险公司不用支付全部费用，司机本人也要支付一笔不少的费用，这样司机就会因为不想付这笔钱而小心驾驶了。而且如果没有发生事故，保险公司还会给司机提供优惠服务，那就是减少下一年的保险费用。为了得到这份优惠，司

协议

　　协议是指双方或多方经过谈判、协商而制定的共同承认、共同遵守的内容。

机们也会更加小心驾驶。

大脑和基因的关系也是如此。大脑有时也会做出对基因复制没有什么帮助的决定，甚至会有判断出现错误的时候。这是基因将一切事情都委托给大脑后不可避免会发生的问题。那么，基因会用什么办法来让大脑尽职尽责地完成任务而不偷懒呢？

基因就像保险公司一样，和大脑签订了一种协议。我会在下一章内容中，跟大家讲一讲基因和大脑之间的神秘协议到底是什么。

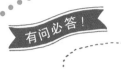

怎么知道我们的大脑是如何运作的？

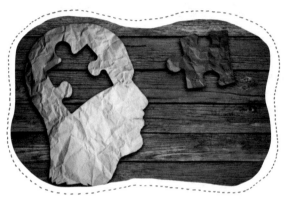

以前，科学家是通过研究脑损伤患者来研究大脑的。比如，1953年神经外科专家为了治疗一名癫痫发作的患者，摘除了患者脑中一个叫作海马的部分，之后患者虽然不再癫痫发作，但也丧失了形成新记忆的能力，只能形成持续几分钟的情节记忆。他的大脑无法存储新的记忆，就像他刚与一个人谈了话，这个人离开了房间，几分钟后他就不记得这个人以及他们之间的对话了。于是人们就知道了海马对于形成新的记忆起到至关重要的作用。

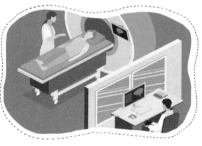

随着科学技术的发展，现在我们可以通过功能性磁共振成像（fMRI）技术来仔细研究大脑。巨大的圆柱形超导磁体有着很强大的磁力，人体进入里面后，在短时间内向人体发射高频电磁波，然后被脑吸收的电磁波会重新被释出，计算机就会根据这个信号进行计算并形成影像，来显示脑部各个区域的活跃程度。

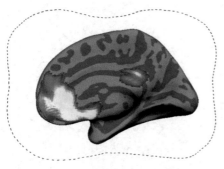

这张照片显示的是有好事发生时，大脑会做出反应的区域。通过查看我们在看、听、说话、哭或笑的时候拍下来的脑部影像，我们就能知道在这些时候大脑各个部分的活跃程度，从而可以得知大脑的某个部位的功能。但这是一种间接的观察方法，如果想要更加准确地观测脑部活动，我们还需要老鼠或是猴子等动物的帮助。

 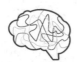

随着脑科学的发展，我们已经可以通过对一个人脑部活动的测定来预测其会做出什么样的选择了。如果可以知道我们在选择做出某种行为，也就是做出某个决策时，我们的大脑的哪一个部位起到了什么作用，就能帮助我们做出更好的选择。脑科学可以告诉我们自己真正想要的是什么，以及一些自己都不知道的才能。

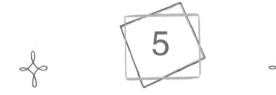

5

叮咚！大脑传递的有益信号

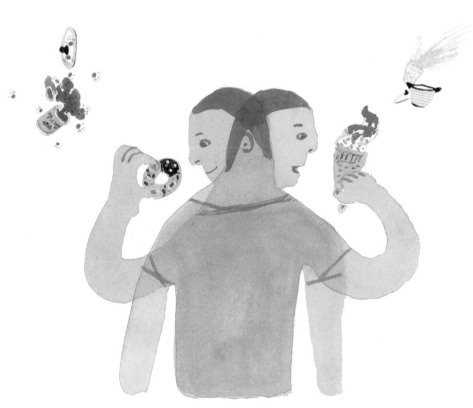

大脑和基因的秘密约定

即使没有人教，动物们也懂得趋利避害，即避开腐坏的食物、滚烫的物体、仿佛要撕裂耳膜般的巨大噪声等会给它们造成伤害的有害刺激；相反，它们会趋向于好吃的食物或是能够缓解口渴的凉爽的水等生存所必需的有益刺激。这是因为基因在与大脑做约定时，就已经提前规定好了大脑必须要做出有利于动物们生存的选择。

但只是这样还不够。周围环境时刻都在发生变化，基因无法即时知道大脑要做出怎样的决定才能带来好的结果。要是基因什么都知道，还需要大脑做什么呢？基因自己都可以完成了。所以基因会将选择权限委托给大脑，也就是说，大脑得到了可以自行判断的"许可证"。

那么，对于得到了"许可证"的大脑，最重要的事情是什

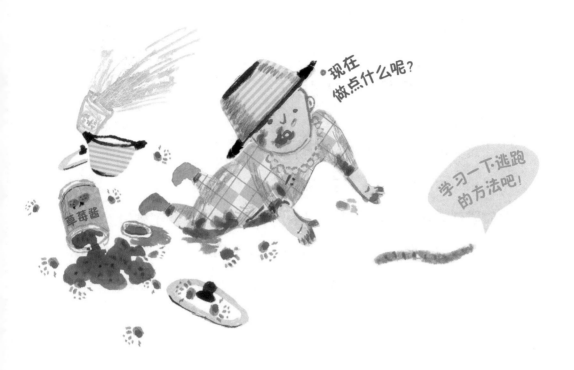

么呢？想一想刚出生的婴儿，就能得到答案了。一个刚出生的婴儿没有什么知识，能做的事情也很少，所以其大脑首先需要开始学习。

说到"学习"，大家是不是会想到做练习题，突然就有点头疼了呢？当然，为了通过考试而学习各种知识是学习的内容之一，但我这里要讲的学习内容，是指大脑通过学习来解决问题的所有方法。孩子们，在你们的成长过程中，自己试图去慢慢了解各种各样东西的过程都是学习。除了婴儿，长度仅有 1 毫米的小虫子——秀丽隐杆线虫也是在学习中生存下来的。

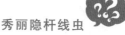

"聪明的大脑啊，你就自己通过学习寻找解决问题的方法吧！"

这就是大脑和基因签订的协议中最核心的内容。因此，我们的大脑时时刻刻都在学习。我们有时候会不想学习，并不是因为不想学习新东西，而是比起坐在书桌前一动不动地学习，我们更喜欢学习一些像是运动或是演奏乐器这样让人开心的新知识。

逃出迷箱的猫

我们是怎么学习的？距今 100 多年前，有一位名叫爱德华·李·桑代克的美国心理学家，把自己的小猫关进一个装有开门设

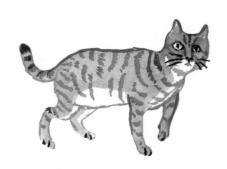

施的迷箱里，然后计时看小猫多久可以从箱子里逃出来。小猫要想逃出迷箱，需要拉绳或是按下踏板。结果怎么样呢？随着实验的多次重

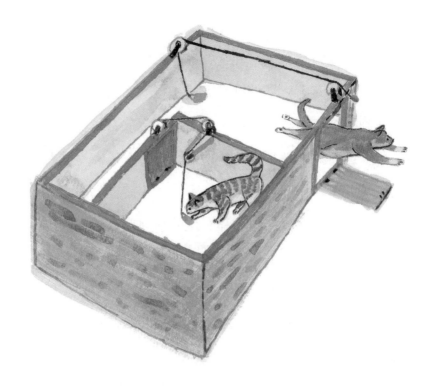

复进行，猫成功逃脱迷箱所需的时间越来越短。这是因为小猫通过学习，逐渐掌握了逃脱迷箱的方法。

那如果被关在迷箱里的小猫按下踏板，打开门出来后会得到一条自己想吃的小鱼干会怎么样呢？当它再次被关进箱子里时，就会再次按下踏板。相反，如果小猫按下踏板打开门出来后遭到了痛苦的电击，又会怎么样呢？那么下一次它肯定宁愿被关在箱子里，也不会再按踏板了。

这种能够让之前行为重复出现的刺激称作"强化"，而避免之前行为再次出现的刺激叫作"惩罚"。从小猫的迷箱实验中我们可以得知，行为与结果之间是存在联系的。大家是不是喜欢做被夸奖的事情，而不喜欢做被批评或是被惩罚的事情呢？如果我们不能找到某个行为和被惩罚之间的联系会怎么样呢？会很容易"踩雷"，进而经常被批评吧。所以，智力水平高意味着生命体能够迅速学习和掌握行为与结果之间的关系。

桑代克发现大部分的动物都有这种学习能力，并提出了效果律。效果律是指个体如果对某个行为的结果感到满意，之后就会重复这一行为，反之，则不会重复这一行为。这个理论看起来好像很理所当然，但其实非常重要。像围棋机器人这样的人工智能，其学习方法也是基于这一理论。

小猫的迷箱实验能够给我们带来的启发还有另外一点。第一次被关进迷箱的小猫一定完全不知道要怎样才能打开门，因为不管是拉绳还是按踏板，这些行为看起来都和逃离箱子毫无关系，那么小猫是如何知道这些行为能够帮助它逃出迷箱的呢？

答案就在于小猫的淘气和好奇。由于好奇，它可能一开始会盲目地采取一些看起来毫无用处的行动，但是小猫在这个过程中就有可能发现某一种行为能够触发开关进而帮助自己逃离迷箱。不仅仅是婴儿，许多动物在很小的时候也会因为有父母保护，所以会有很多时间去玩耍，在玩耍过程中激起好奇心进而学到很多东西。所以，我们完全没有必要为了学习而压制自己的好奇心和顽皮。

饥饿的老鼠和口渴的老鼠实验

不过，我们的大脑只会通过施加强化条件和惩罚条件来学习吗？难道就没有别的学习方法了吗？心理学家们自然也对此非常好奇，于是通过实验来观察动物在没有强化和惩罚的条件下是否还能学习。

实验情况是这样的，心理学家首先在一个"Y"形的迷宫一边放上食物，另一边放上水，然后让老鼠在吃饱喝足后进入"Y"形迷宫。虽然迷宫中有食物也有水，但老鼠们对吃的喝的毫不在意，在老鼠既不饿又不渴的情况下，强化效应和惩罚效应都没有发生。心理学家就这样让老鼠在迷宫里乱逛一段时间以后，将老鼠分成两组，再让这两组老鼠分别处于饥饿和口渴的状态，然后让这些老鼠再次进入迷宫。

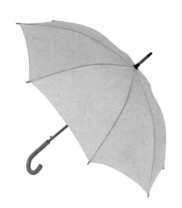

这一次老鼠们会怎么行动呢？会在迷宫里随便乱跑，跑到哪儿算哪儿吗？如果所有学习都需要强化刺激和惩罚刺激，那么老鼠就会这样。但令人惊讶的是，饥饿的老鼠去了有食物的一边，而口渴的老鼠去了有水的那一边。也就是说，在老鼠们第一次进入迷宫时虽然不渴也不饿，但它们在迷宫里乱转时还是记住了食物和水的位置。

就像动物们这样，即使没有得到任何奖赏，它们也会记住周围的环境，并在以后适时使用这些信息，这种学习方法叫作潜在学习法。大家在早上出发去上学的时候，如果听到天气预报说下午要下雨，会怎么做呢？是不是就算觉得很麻烦也会带上雨伞？因为大家都会在心里想象自己因为没有带伞而被雨淋湿的场景。也就是说，大家会

想象

　　想象是指对于不在眼前的事物想出它的具体形象。

根据新获取的信息（听说会下雨）来想象可能会发生的事情（没有伞会被淋湿），从而选择某种行为（带上伞吧）。

大家都明白，如果想做出正确的选择，有些知识即使现在用不上，也要多了解。可是不能立刻用上的知识，谁会想学呢？所以，基因为了解决这个问题，发明了充满好奇心的大脑。即使是现在起不到任何帮助的东西，我们也会对它产生好奇，会因为满足自己的好奇心而去寻找答案并积累知识，那么总有一天会对我们做出正确决策而产生一定的帮助。

因此，即使没有任何人要求，人类也会读书、听音乐、旅行，并在大脑中积累大量的知识，这样就能在以后需要的时候把知识运用起来。

叮咚！大脑传递的有益信号

我们要想好好生活，就必须学习。那么，能判断我们的大脑是否在学习的最好方法是什么呢？那就是看看我们有没有失误。说失误是学习的证据，大家是不是觉得有点奇怪呢？因为大人们在看见我们犯错时总是会说："这个为什么会做错？认真一点，

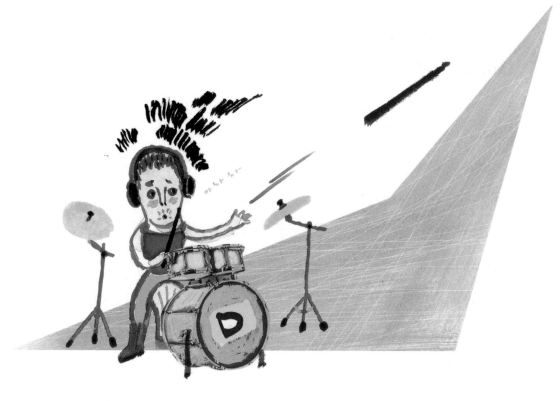

不许失误！"

然而，换一个角度分析，没有失误其实是没有学习新知识的证据，因为一个人如果不会失误，那就意味着他已经熟练掌握了生活所需的一切知识和技能。

我们其实是在失误中不断学习新东西的。我们在打鼓时如果失误不小心弄掉了鼓棒，就会学习到"啊，原来这样做会把鼓棒弄掉"。练习弹钢琴时也一样，每一次弹错琴键都是在学习。

因为我们的大脑学习的方法有很多，所以失误的类型也有很多。就拿周末下午我们和家人一起开车去商场购物这件事来举个例子吧。所有人都想快一点停好车，快点去逛商场。我们都知道，停车的位置最好尽可能靠近商场入口。试想在离入口还很远的地方，大家看见了一个车位，该怎么办呢？是不是想着商场入口附近可能还有车位，于是直接把车开过去了。这个时候，可能会有家人开始念叨说"就在刚刚那里停多好呀"。从这里开始，我们可能会在商场的停车场里体验三种完全不同的情绪。

第一种情绪会在我们家人选择的停车位置比平常要远的时候产生。"居然停在比原来还要远的地方！"不论是我们的家人还是我们自己都会不开心吧？这种情绪就是失望。失望情绪是告诉我们有什么东西出了问题的出错信号。我们的大脑主要是根据过去的经验来做选择的，当得到的奖赏比以前少或是结果没有达到预期时，就会发出信号，告诉我们刚刚做出的选择是错误的。

错误
错误指计算出错或是因推理逻辑不合理导致的不正确的结果。

第二种情绪会在我们选了一个比以往更近的停车位，停好车，却在去往商场的路上看见其他离商场入口更近的车位时产生。这一次我们因为停车的位置比平常离入口近一些，所以不会失望，但是由于发现了一个更近的空车位，心情又不好了。

这种情绪是后悔，是我们的大脑在发出信号，告诉我们刚刚不应该那样做，而是应该看看有没有更近的车位。

第三种情绪是在我们凑合着停好了车以后，在去商场入口的路上偶然碰到朋友一家时产生的。

原来朋友家的车就正好停在入口旁边的位置，于是心情又不是很好。这种情绪不是失望，也不是后悔，而是"嫉妒"，嫉妒情绪也是我们的大脑发出的一种出错信号。

失望也没关系，失误也别担心

嫉妒、后悔、失望都是我们在生活中经常会产生的情绪，心情不好或是不愉快都是正常的过程。我们的大脑在接收到这样的出错信号后，会更加努力地学习来消除或是减少错误。这些负面情绪是我们的大脑为了更好地行使基因赋予它的权限而产生的信号，在我们的生活中不可或缺。

小时候，我有一个好朋友的小姨得了一种病，她感觉不到疼痛。我还记得自己六岁的时候，曾经看到她用手直接端起一锅煮得滚烫的面，年幼的我不禁感叹："哇，真厉害！"但感受到疼痛的能力其实是我们生存必需的能力，如果没有这个能力，哪怕胳膊断了，不停地流血，或者我们身上某一处磕破了，我们都无法知道。所以，得了这种病的人大部分都活不了多久。我在这里跟大家讲这个故事，就是想告诉大家，有些负面的情绪是我们生存必不可少的，是非常重要的。

我在学习脑科学之前一直不理解人为什么要后悔。已经过去的事情是无法挽回的，不是吗？所以我曾经一直觉得后悔这种情绪很傻也很奇怪。但是在我研究了大脑的学习过程后，我才明白了后悔情绪的真正意义。后悔情绪是我们的大脑在用新获取的知识来回顾过去行为时所使用的一种策略。我们的大脑会认为"如果当时我采取了另一种做法会怎么样呢？以后一定会做得更好的！"。这就是迟来的智慧。

人类会后悔，不是因为不知道覆水难收，而是因为我们的大脑在一刻不停地学习，自然也会在失误中学习。所以，大家如果有后悔的

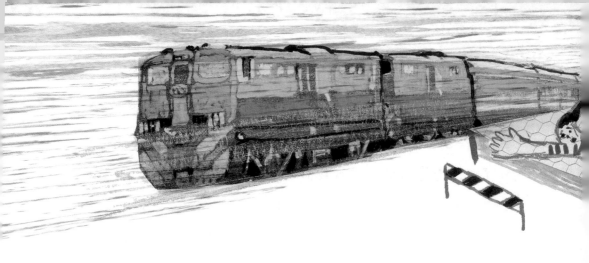

事情，不要太难过，好好想一想后悔的原因是什么，下一次一定能做出更好的选择。

我在这里想要告诉大家：请不要害怕失误。虽然我也觉得失误可怕，但如果为了避免失误而什么都不做，以后就只能叹气了。所以，不要害怕也不要退缩，对所有想做的事、没做过的事，大家都尽情地去体验去探索吧！

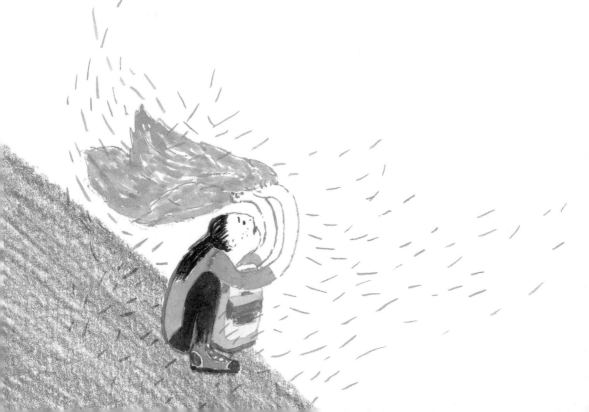

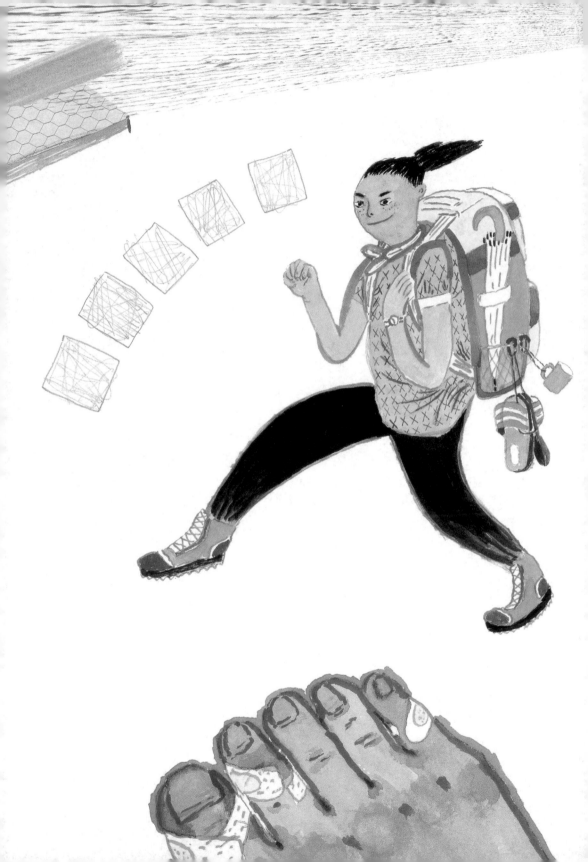

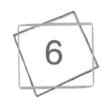

6

追赶人类脚步的人工智能

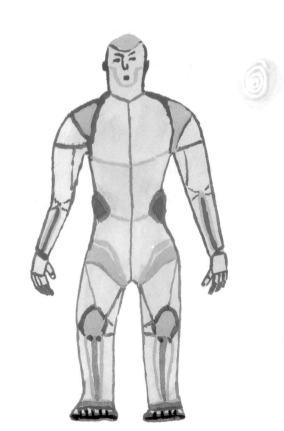

2045年的我

过去几年间，人工智能的发展成果令人惊叹。不仅有像围棋机器人这样擅长围棋或游戏的人工智能，还有一些擅长语言翻译、写作、画画等的人工智能也被陆续研发出来。所以许多人会说，人工智能变得比人类还聪明只是时间问题。

大家看了本书前面的内容，可能会觉得我好像不担心人工智能会超过人类，因为我对围棋机器人的性能是不是真的比火星探测机器人这样的人工智能更好持怀疑态度，我也说过大家绝对不比围棋机器人差这样的话。

其实，不管围棋机器人的围棋下得有多好，只会下围棋的人工智能都没什么可害怕的。我们不下围棋做别的工作不就好了吗？只要避开和人工智能的竞争就行了。但是，如果人工智能可以做好人类所能做的一切事情，问题就不一样了。如果人工智能比人类擅长驾驶汽车，比人类擅长管理，比人类擅长音乐，甚至比人类擅长写作和治病，那这就是件可怕的事情了。

人工智能追赶上人类智力的时间点叫作"奇点"。有人预测人工智能会在2045年达到奇点，到那时估计大家都是30岁的叔叔、阿姨了吧。

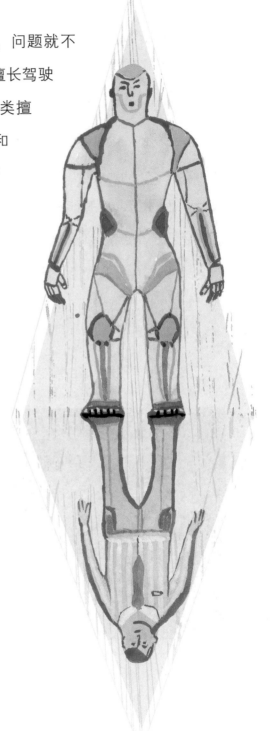

奇点

奇点是指超出原定标准，发生特别的变化的时间点。

计算机与人类的对决

奇点真的会在 2045 年到来吗？也有人会问，围棋机器人不是已经战胜人类围棋领域最强者了吗？这难道不算奇点到来了吗？其实奇点指的并不是人工智能在某一个领域超越了人类的时间点，而是指人工智能在所有领域都超越人类的时间点，所以说现在还不是奇点。我们把全方位超越人类能力水平的人工智能称作"人类级别的人工智能（Human-level Artificial Intelligence）"或"通用人工智能"，也就是说，奇点指的是通用人工智能出现的那一刻。

要想准确预测人工智能超越人类智力的时间点，需要三个数

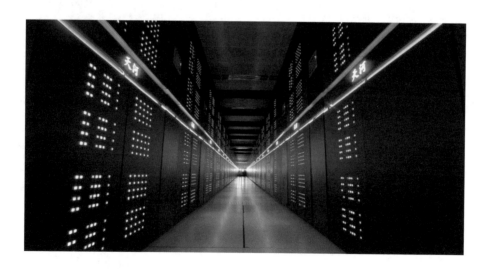

据。第一个是代表当前人工智能水平的测定值。第二个是代表人类智力的水平的测定值。只有这样，我们才能将两者进行比较，决出优劣。第三个是要知道人工智能的发展速度有多快。

测定值

测定值是指将按照一定标准测出的大小、距离、质量、速度等表示出来的数字。

在这三个数据中，比较容易得知的是人工智能当前的发展水平和今后的发展速度。人工智能是通过计算机实现的，而计算机又是人类创造的，我们可以准确地分析出计算机的速度和聪明程度。目前全世界最快的超级计算机是中国的"天河二号"超级计算机，这是通过比较全世界各个超级计算机每秒能完成的数学计算量而决出的第一名。同理，我们只要每年记录下计算机的计算速度提升了多少，就能知道人工智能的发展速度了。显然，与超级计算机相比，人类是无法进行如此迅速的运算的，让人类自身实现这样的快速计算也没有太大的意义。正如我在前文所说的，智力是解决各种问题的能力，单单一个计算速度并不能体现人类的智力水平。

那么，如何才能比较人工智能和人类的智力呢？一位名叫雷·库兹韦尔的语言学家研究出一种方法，将计算机中负责计算的芯片的性能和人类大脑中负责计算的神经元的性能进行比较。

灯的开关和亲吻的突触

在人类皱皱巴巴的大脑中，起到最重要作用的是神经元。神奇的是，神经元不是各自独立工作的，而是一边互相传递信息一边工作。神经元要想相互传递信息，就需要相互接触。两个神经元之间相互接触的部位叫作突触，突触是由突触前（前一个神经元的轴突末端）、突触后（下一个神经元的胞体或树突）和突触间隙组成的。发现突触的神经学家卡哈尔曾经用"亲吻"来形容神经元相互接触的样子。

当有信号输入时，神经元就会立刻通过突触将这个信号再传递给下一个神经元。该如何理解突触在这里起到的作用呢？大家可以把它想象成我们平

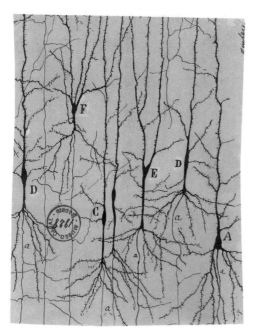

·神经学家卡哈尔的手绘神经图·

常开关灯时用的开关。这里最有趣的是开关的连接方式，我们可以设想一下用三个开关来连接一个可以控制小灯泡的电路。如果使用串联电路，那么小灯泡只有在三个开关全部闭合的时候才会亮。但如果使用并联电路，只需要闭合一个开关灯就会亮了。

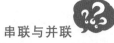

串联与并联

串联与并联是连接电路元件的两种基本方式。串联是指将电路元件逐个顺次首尾相连接。并联是指电路中电子元件的输入端和输出端分别被连接在一起。

计算机处理信息的方式也和突触一样，就像是把多个开关连起来控制灯泡的亮灭。假设我们把开关的开和闭表达为 0 和 1，那么根据开关的状态，灯也会有亮有灭，就好像数学运算中将两

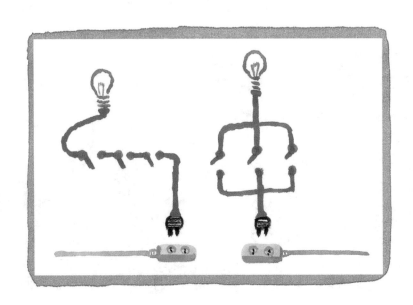

个数字结合后会得到新的数字一样。

想必大家都听过计算机只需要 0 和 1 这两个数字就能运算这个说法吧？实际上，如果我们把计算机拆开，会看到里面有无数个晶体管，晶体管就是起开关作用的小小的电路。

我们刚刚讲过，串联三个开关时和并联三个开关时，开灯的方法是不一样的。同样地，大脑中突触的连接方式如果发生改变，大脑做的事就会不一样。如果改变计算机中晶体管的连接方式，计算机的功能也会随之改变。所以，我们会发现计算机和脑的运作原理其实十分相似。

计算机科学家们就利用这种原理，制造出了类似人类大脑的人工神经网络。我们大脑的神经网络是由无数个起到开关作用的

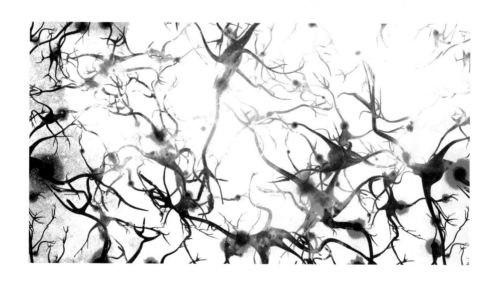

突触将神经元连接起来组成的。通过模仿这一结构，科学家将非常多的晶体管连接成复杂的人工神经网络，尝试使计算机能够拥有与我们的大脑一样的智能。目前研究尖端人工智能科技的研究人员都在研究人工神经网络，围棋机器人也是一款基于人工神经网络算法的人工智能程序。

神经网络

神经网络是指由神经元相互连接所构成的网状结构。

人工智能何时能追上人类的脚步？

计算机的性能是可以通过晶体管的数量来比较的。1978 年生产的计算机的中央处理器（CPU）具备 2.9 万个晶体管，而最近生产的最新款计算机的中央处理器具备 100 亿个晶体管。

我们大脑的性能也和计算机一样，可以通过神经元和突触的数量来体现。人脑中约有 1000 亿个神经元，而每

晶体管

晶体管是指用半导体制成的微型器件。半导体会在不同情况下调整电流的输出，同时也起到调制电信号的作用。

个神经细胞又有大约 1000 个突触，所以人脑中总共约有 100 万亿个突触。如果将一个突触看成是一个晶体管，那么一个人就相当于是一台有着 100 万亿个晶体管的计算机。

一下子出来这么多天文数字，是不是感到有点混乱？我们来做一个简单的比较吧。一部普通手机的 CPU 中有多达数百亿个晶体管，那么大家的脑就大约相当于 1 万部手机，我们的大脑很厉害吧！

距离计算机被发明出来已经过去了几十年，因此我们很容易就能预测出计算机的发展速度。1975 年，戈登·摩尔提出集成电路上可容纳的晶体管数目约每两年会翻一倍，这就是摩尔定律。根据这个定律，人类很快就能生产出内含 100 万亿个晶体管的 CPU，即与人脑相似的计算机。认为人工智能很快就能超越人类正是依据这种逻辑得出的。

大家是不是也觉得好像真的会这样？但这个结论正确的前提是，一个突触真的完全相当于一个晶体管。虽然突触与晶体管所做的事情相似，但一个突触真的就等同于一个晶体管吗？如果不是，会怎么样呢？满足好奇心最好的方法就是自己去验证一下，现在就让我们用电子显微镜观察一下我们的突触吧。

神奇又惊人的神经元

用显微镜一眼看过去，突触就好像是神经细胞嘴唇贴着嘴唇在互相亲吻一样，但把这部分再放大一百倍乃至一千倍，看起来就不一样了。请看下面的图片，如果要说突触相当于开关，那么它里面的蛋白质活动及其结构是不是有些过于复杂了呢？

神经元之间在交流时会使用电信号，就是那种会让人感到酥酥麻麻的电流。神经元在将电信号传递给另一个神经元时要用到化学信号，由于传递的过程是在两个神经元连接处的突触完成的，这就需要一种化学物质——神经递质来帮助，实现临近

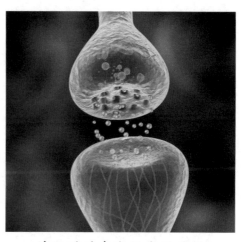

·神经递质在突触内的传递·

神经递质

神经递质是指突触小泡内所含的可作为化学信号进行信息传递的物质。

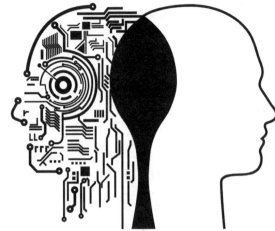

神经元之间信号的传递。神经递质存储在微小的球状结构的突触小泡中，而突触小泡位于突触前神经元的轴突末端中。当电信号传递到突触前神经元的神经末梢时，突触小泡就会与突触前神经元的细胞膜相融合，将神经递质分子释放到突出间隙。被释放的神经递质分子会马上扩散至整个突触，并与嵌在突触后神经元细胞膜上的受体相结合，进而实现电信号的成功传递。

突触小泡非常多，不仅种类繁多，而且它们分泌出的神经递质的量也并不总是一样的。它会根据神经元的活跃程度，以及我们是不是在睡觉等情况进行调整。也就是说，神经递质的分泌量会随着当下神经元的状态的变化发生变化。

是的，虽然我们可以把突触类比成某种开关，但它具有独特性，是一种并不总是在做同样事情的开关，而且是一个受到非常多相互关联的因素影响的十分复杂的开关。因此，至今没有人可以准确地说出一个突触究竟可以起到多少个开关的作用，更无法断言一个突触就是一个开关，所以一个突触不等同于一个晶体管。

　　如果说一个突触等同于一个晶体管，那么奇点很快就会到来，但事实绝不是这样。那么一个突触相当于几个晶体管呢？即便我们只用电子显微镜来观察突触也能发现，1个突触不可能等同于1个晶体管。那如果不对比突触，把神经递质看成是一个个的开关怎么样呢？这样的话，1个突触里至少有1亿个开关，那就不是"1比1"，而是"1亿比1"，所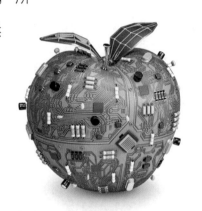以人工智能要想能媲美人脑，自然就需要更多的发展时间了。所以，我认为在无法准确得知一个突触究竟相当于几个"开关"之前，我们不能对人工智能追赶上人类的时间点妄加推测。

只吃过苹果的人会知道西瓜的味道吗？

　　我并不赞同几十年内人工智能会超越人类的说法，原因很简单，因为人类对自己的智力还不够了解。即便是研究和开发人工智能的人，对人类智力的了解也不如对人工智能的了解透彻。研究脑和神经系统的科学家对突触的功能也仍然缺乏准确和全面的认识。连人类的智力都还没弄清楚，我们又怎么能预言人工智能就会在某个时间点超越人类呢？这种预言就好像是没吃过西瓜的人说苹果比西瓜好吃一样，难以让人信服。

我们不能断言人工智能会追赶上人类脚步还有一个重要的原因，那就是包括人类在内的所有动物的大脑和智力其实都另有"主人"。大脑和智力都不是为了自己而存在的，它们是基因的"代理人"，而基因是生命体的一部分，通过不断自我复制生存下来并代代相传。

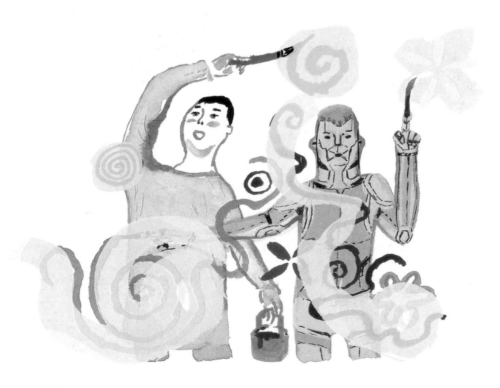

人类创造的人工智能是为了服务人类而存在的，是人类的代理人。也许在遥远的将来，人工智能也能在没有人类帮助的情况下实现自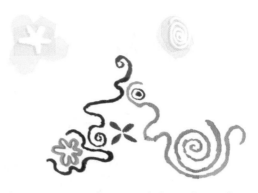我复制并代代相传，但在那之前，人工智能都只能发挥执行人类指令的代理人作用。

人们对于未知的事物总是会感到恐惧，这虽然是日常生活中经常会出现的正常反应，但所有人都对人工智能这样的新技术抱有恐惧心理并不是一件好事。比起害怕和躲避，我们更应该思考如何利用人工智能来创造一个更加美好的世界。

"人工智能即将超越人类，总有一天人类将没有存在的必要"，这种威胁性的说法不过是过度夸张罢了。

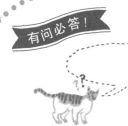

人工智能也会学习吗?

"小度，我明天的约会是几点啊?"

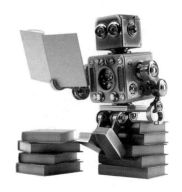

"小度，今天天气怎么样？""小度，请播放我喜欢的音乐。"我们最常接触到的人工智能就是诸如"小度"（百度旗下的人工智能助手）的个人助手服务了。与人工智能助手的互动频次越多，它们越能迅速听懂我们说的话，也越能猜对我们喜欢什么。人工智能变得越来越聪明，是因为人工智能也具备学习的能力。

机器的学习方法——深度学习

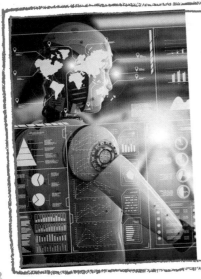

人工智能助手中内置了一套"深度学习"算法，该算法又被称为深度神经网络，其基础是人工神经网络。人工神经网络是一组数学模型，用于模拟人类神经系统的架构与功能。"深度"体现为人工神经网络的层数以及每一层的节点（模拟的是人脑中的神经元）数量多。深度学习能模仿人学习的思路，一步一步完成目标。只要有足够的学习数据，深度学习就可以通过层层连接的人工神经网络来不断收集数据并重复运算，自动将数据群隐藏的特征提取出来，从而找到准确的答案。

我们身边的人工智能

　　人工智能可以通过分析大量信息，也就是大数据，来帮助我们做出更好的选择。有的人工智能还能通过深度学习来画画和创作音乐。德国图宾根大学的科学家们研发了一种人工智能软件，该人工智能软件能够将所有的照片都变得像是著名画家的绘画作品一样。只要把风景照导入学习了梵高画作的人工智能软件中，软件用户就能得到一张仿佛是真正的梵高画的图。

　　人工智能拥有自动学习的能力，得益于人类给它编写的算法。深度学习虽然能够解决很多复杂问题，但它其实经常不知道这个答案是怎么得来的。因此，管理好算法与数据对我们来说是非常重要的。

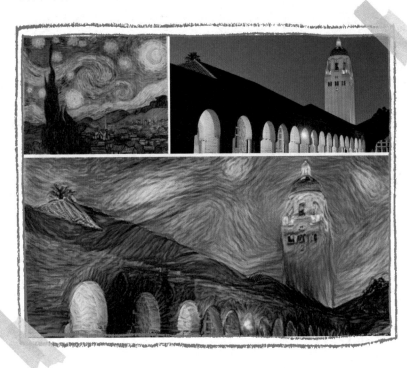

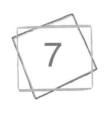

7

将世界紧密连接的
脑与智力

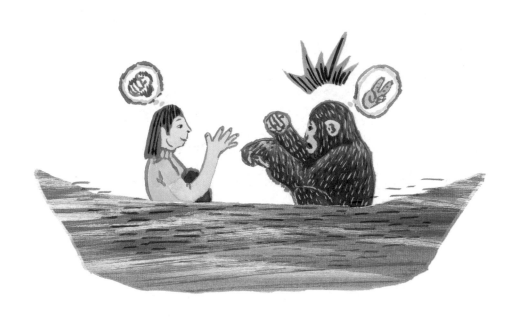

照镜子的喜鹊和看镜子背面的小狗

说到人类的智力，有一点绝对不能不提。在此之前，如果身边有镜子的话，请大家先看一看镜子。看见了什么？当然是看见了自己的样子对不对？但是大家怎么知道镜子里照出来的就是自己的样子呢？难道大家不觉得很神奇吗？

有的人可能会说："镜子里照出来的是我，那就是我啊。"那我换个问题来问吧。如果是小猫或小狗等动物，它们也会知道镜子里照出来的是它们自己的样子吗？

为了找到这个问题的答案，科学家们以多种动物为实验对象进行了镜子测试。实验方法很简单，科学家首先用无色无毒的颜料在动物的脸上画一个醒目的标记，然后把动物放在一个有镜子的房间里进行观察。

如果大家在照镜子时发现自己脸上画了一个很明显的标记，会怎么做？是不是想把它擦掉？有些动物也一样，知道镜子里的是自己的动物都会努力去擦掉这个标记。例如，海豚会为了看清标记而拼命点头，大象会用鼻子去擦标记。那么如果有些动物不知道镜子里的就是自己又会怎么样呢？它们不会有任何奇怪的举动。

　　到目前为止，科学家已经对多种动物进行了这样的镜子测试，而通过测试的动物并不多，和人类关系比较亲密的猫和狗都没有通过镜子测试。猫或狗在看见镜子里自己的样子时，会尝试去攻击它，或是绕到镜子背面去确认是不是有谁藏在那里。令人惊讶的是，与人类同属灵长类的猴子也只有在接受相关训练后才知道镜子里的是自己的样子。

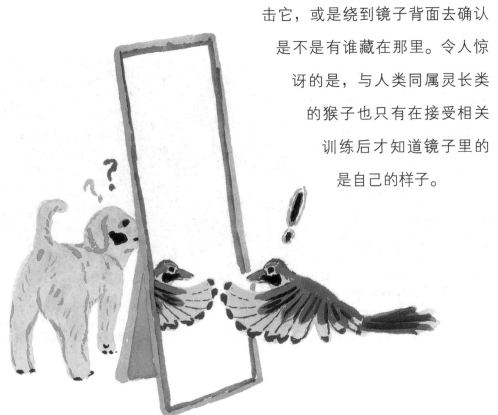

而在分类学上与人类同属大型类人猿的大猩猩和黑猩猩都通过了镜子测试。如果给黑猩猩提供一面镜子，它会和人类一样，借助镜子来剔牙。虽然现在黑猩猩、大猩猩和人长得都不一样，但同属类人猿的它们从同样的祖先开始分别进化成不同的样子也不过才 1500 万年，这样一想，大猩猩和黑猩猩能够通过镜子测试也就不是什么值得惊讶的事情了。

有趣的是，至少在 3 亿年前就已经与类人猿分属不同物种的

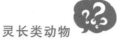

灵长类动物

灵长类动物，在生物学中属哺乳纲的灵长目，包括猴子、黑猩猩、大猩猩等。人类也是灵长类大家族中的一员。其特点是大脑发达、手和脚的趾（指）分开，可以使用前肢抓取东西。

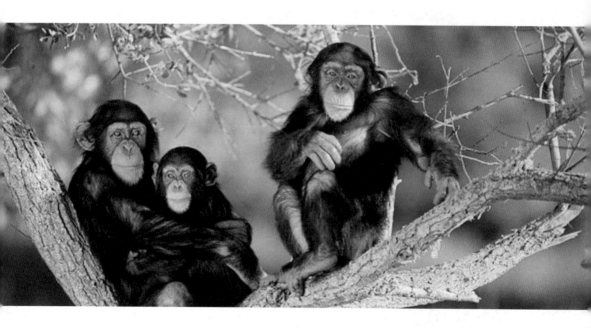

鸟类中，也有能通过镜子测试的动物，其中最具代表性的是我们日常生活中经常能看见的喜鹊，看来喜鹊是一种对自己有一定程度自我认知的动物。从很久以前开始，人们就有"喜鹊能带来好消息"的说法，喜鹊是吉祥的象征，能传达未知的好消息。古代曾流行"画鹊兆喜"的风俗，古代文人、画家将喜鹊入画，留下了形式多样、吉祥寓意的报喜图。喜鹊能通过镜子测试就更让人感到神奇了。

用读心术找到"我"吧！

并不是所有拥有大脑的动物都有在镜子中认出自己的能力，也不是只有人类和猿类才有这种能力。那么，为什么有的动物会有辨认出自己的能力而有的动物没有呢？

其原因与动物的群体生活密切相关。动物特别是人类的社会生活尤为复杂。看一看这个世界上有多到数不清的职业，我们就知道人类的社会生活究竟有多复杂了。老师、医生、农民、军人、律师、工程师、科学家、电影演员、运动员、清洁工……职业的种类多到我们无法一一列举。

与此不同的是，大部分动物虽然也有群体生活，但它们的职责分配方式比人类简单得多。例如，蚂蚁虽然也能根据职责的不同分为蚁后、雄蚁、工蚁和兵蚁，但它们没有像人类那么多的职业种类。

人类社会比其他动物群体社会更为复杂的原因还有一个，那就是人们的性格各不相同。每个人的天赋和性格都不一样，所以大家聚在一起合作有很多好处。因为每个人思考的方式不同，所以大家可以相互弥补彼此不足的部分，自己一个人无法解决的事情也能得到他人的帮助。

但要想适应社会生活，我们还必须能够意识到别人在想什么，别人想要的是什么。也就是说，我们需要有读懂别人内心的能力。这种理解他人内心状态的能力被称作"心智理论"。

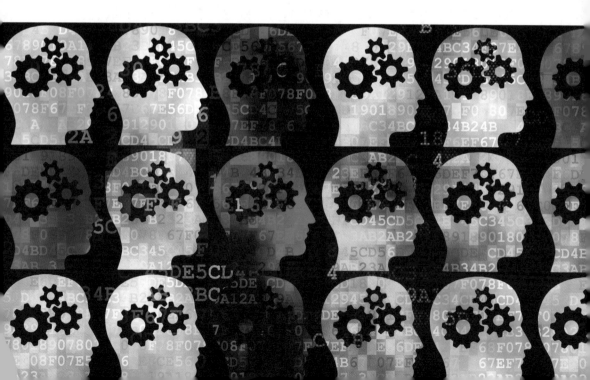

当然，我们并没有能力完全了解别人的想法，但我们会非常好奇别人在想什么。大家也总是会好奇自己的朋友们在想些什么吧？我们会被电影、小说或者是漫画中的故事、人物吸引也是出于这个原因，因为我们不仅仅会好奇现实世界里人们的想法，对虚拟世界里人物的想法也同样很感兴趣。

当人们总是这样在意对方的想法时，会发生什么呢？就像我在意别人的想法一样，对方也会对我非常好奇，到头来我们都想知道对方是怎样看待自己的。我推测对方会这样或那样地看待我，而对方也会猜测我会这样或那样地看待他。

这样的事情经常发生。举个例子吧，我想大家一定都玩过"剪刀石头布"的游戏，如果我们在玩"剪刀石头布"的时候知道对方要出什么，我们就能一直赢了。如果对方一直出"剪刀"，我

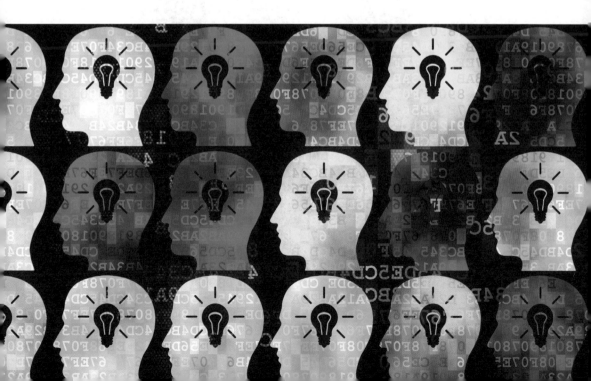

们只要一直出"石头"就可以了。那么对方会在什么时候想出"剪刀"呢？肯定是在对方觉得我会出"布"的时候吧？"你觉得我会出布，所以你会出剪刀，那我应该出石头。"

　　哪怕是玩"剪刀石头布"这样简单的游戏，如果我们要想知道对方的想法，就得先知道对方是怎样想我们的。大家听说过读心术吗？故事书里的魔法师或是游戏高手们总是能一看到对方的脸就知道对方心里在想什么。我们虽然无法达到这种程度，但通过观察别人的面部表情或者是身体动作，我们多少也可以了解别人的想法。在这样试图了解对方心理的过程中，我们慢慢就会知道对方是如何看待我们的，从而也会越来越多地对"我"产生思考。

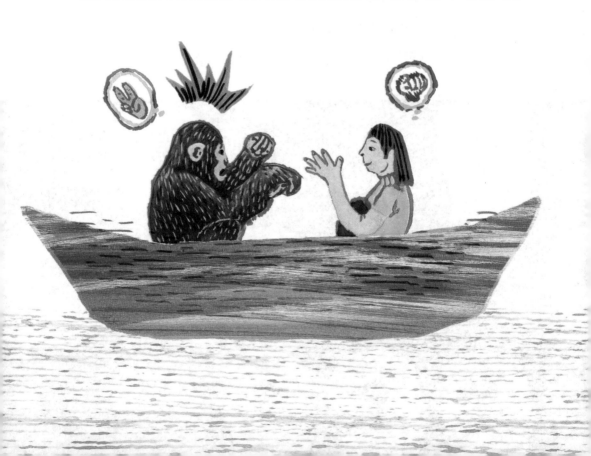

我们都在彼此心中

"我喜欢你。原来你知道我喜欢你啊！现在我知道你知道我喜欢你了……"这就好像我们站在两面镜子中间，看到镜子里有无数个自己的感觉一样。我的想法不仅仅包括我自己的想法，还有关于对方是如何看待我的想法，我对这个想法的想法，还有对方对我的想法的想法。在这样深度思考、环环相扣的思考过程中，我们自然就会更多地去思考"我是谁""我是怎样的人"。

由于人的社会属性，我们无法脱离社会而独自生存。长久以来，人类都聚集在一起生活，各自承担着相应的职责，同时相互帮助。在复杂的社会生活中，我们总是想准确理解他人的想法，在这个过程中也逐渐对自我产生了思考。

事实上，能够认出镜子里的自己的动物，大部分都有相对比较复杂的群体生活。在黑猩猩群体中，黑猩猩的地位不一样，做的事情也不一样，这样有着颇为规范群体生活的黑猩猩和人类一样，同样适用心智理论，因此黑猩猩会知道其他黑猩猩在想什么。

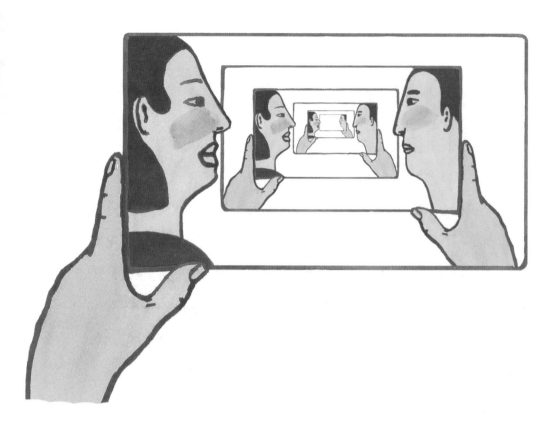

　　知道对方喜欢什么，能够推测对方会做什么，可以说是最高水平的智力了。

　　是的，我们之所以拥有高水平的智力是因为要理解他人的心理，从而做出正确的选择和行为。人们会好奇"我是谁"，会努力去了解自己，也都是为了能够与他人一起更好地生活下去。

为了做出正确选择的选择——元选择

我们在前文中讲过，为了帮助我们选择正确的行为，基因和大脑签订了秘密协议。基因让大脑以各种方法学习，而思考本身也是大脑的学习方法之一。同样地，我们解决问题的办法也有很多种。

既然有这么多种解决问题的办法，我们就不可避免地会产生一个困扰，那就是在众多的解决办法中应该选择哪一个。就拿我们吃零食来举例吧，我想大家应该都有自己最喜欢的零食，而这多半也是通过强化学习到的。我前面讲过，强化是一种让同一行为重复出现的刺激，因为大家上次吃某个零食的时候觉得好吃，所以下次就会再去购买该零食来吃，慢慢地这个零食就变成了自己最喜欢的。

但是我们在选择零食时，不会总是只选择以前吃过的零食。我们有时候会出于好奇心，想要尝一尝新零食，有时候还会吃爸爸妈妈或者朋友推荐给我们的零食。你看，哪怕是挑选零食这么简单的问题，我们的解决办法也会发生变化。

在多种解决问题的方案中选择一个最佳解决方案叫作元选择。也许大家没有听过元选择这个说法，但其实大家已经在做元

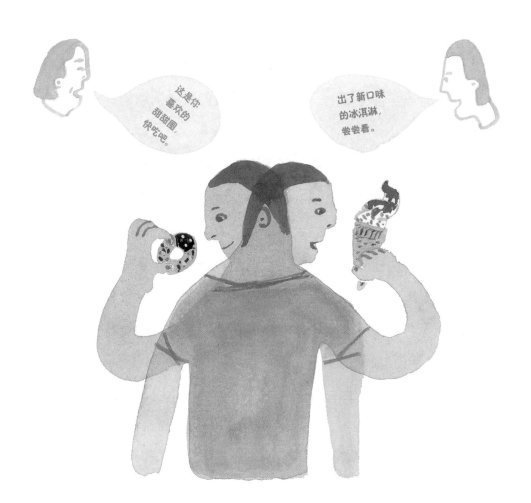

选择了，这个过程可以看成是大家的大脑自己把事情解决了。元选择是人类智力最重要的特征，人类甚至还可以不断反复思考自己的选择是否正确，解决方案是否最佳。今后要继续发展人工智能，就必须对人类具有的这种能力进行深入研究，所以要讲到人类的智力，就不能不提元选择。

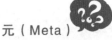

元（Meta）

"元"放在词语前面用作前缀，如"元数据""元认知""元学习"。元数据是指用于描述数据的数据。元认知是个体对自身认知活动的认知。元学习是指学会学习，即利用以往的知识经验来指导新任务的学习，具有学会学习的能力。

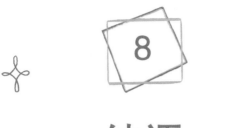

结语

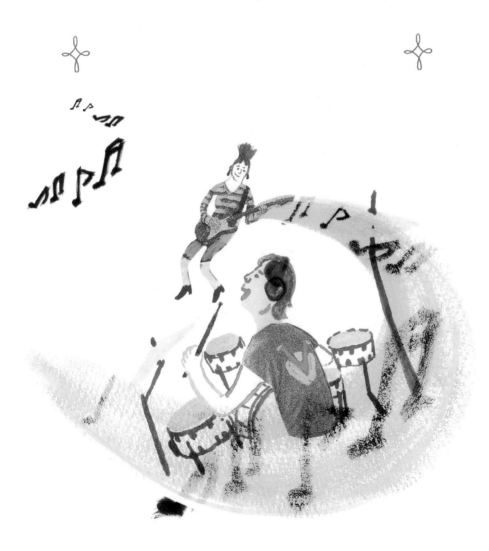

想必大家现在应该都知道智力是怎么来的了，我们还一起了解了动物为了觅食、躲避危险和尽快得到想要的东西，脑和肌细胞逐渐发达，从而形成更高智力水平的过程。最重要的是，我们知道了地球上所有的生命体都有各自不同的智力，所有的生命体也都在努力地生活。

　　我们还学习了人们在社会生活中为了更好地理解他人的想法

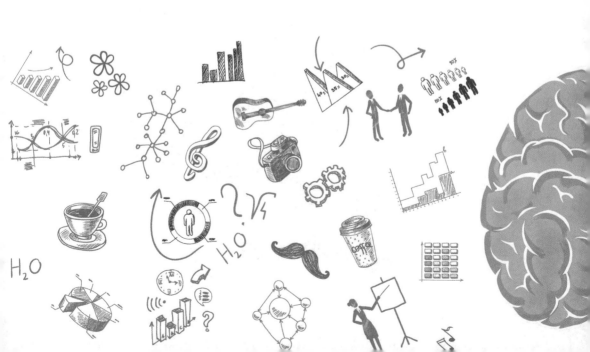

而产生了心智理论，也因此拥有了思考自我的能力。我所讲的这些知识可能有些难懂，但我相信大家在了解了人工智能和大脑的秘密后，一定会有一些惊人的新发现。

我希望大家在合上这本书后还能记得"我有很多种解决问题的办法"。人类和动物不会只用一种方法解决问题，因为我们拥有根据情况选择最合适的学习方法、最好的解决办法的能力。我们有时候会根据强化和惩罚来解决问题，有时候则会通过以往积累的知识和经验来解决问题。

我在前文中提到，我认为智力是指生命体为了生存而具备的解决各种复杂问题的能力。大家现在是不是也这样认为呢？我们生活在这个世界上，智力要解决的问题并不是提前设定好的，如

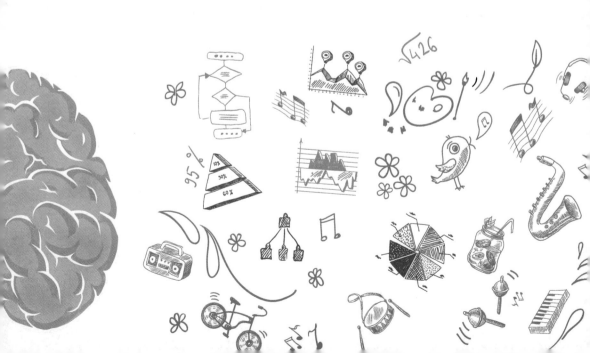

果问题是固定不变的，那么答案也早已固定不变，也就不需要我们拥有智力这种可以解决问题的能力了。

没有人知道大家在今后的生活中还会碰到什么问题，所以我想嘱咐大家，千万不要固执地只想用一种方法来解决所有问题。请大家不要忽视了学校的功课，也不要抑制自己的好奇心和想象力，如果遇到特别感兴趣的东西，就抱着要成为专家的心态去尽情探索吧。

好了，现在故事真的到了要结束的时候了。

大家未来的生活会和现在很不一样，但不必害怕，在面对未知时，我们无法知道怎么做最好，但知道怎么做会更好。为了使我们之间能够互相帮助、和睦共处，我们拥有了认识自我和他人的能力，包括大家在内的所有人，都不可能在生活中完全不考虑别人在想什么，以及别人喜欢什么。

当然，和他人和睦相处并不是一件容易的事，所以我们的大脑会一刻不停地思考他人的语言和行为，以及彼此之间发生的事情。即使是在独自走路、独自听音乐、独自看视频的时候，我们的大脑也在学习和他人友好相处的方法。人类的大脑和智力在人与人之间的关系中就是起到了如此强烈的连接作用。

如果能深刻理解大脑和智力时刻连接着自己和别人，那么我们和别人一起聊天、一起相处就会变得更加舒适和愉快一些。愿大家都能如此。

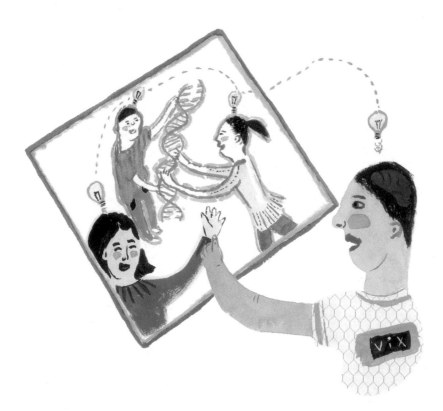

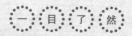

来看看我们的脑吧

脑的大小

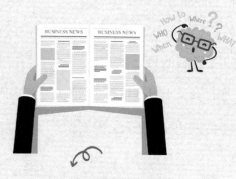

　　如果把脑的褶皱全部展开，面积大约是2500平方厘米，和一张铺开来的报纸面积差不多大。

脑的重量

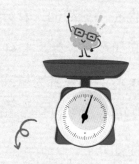

　　成年男士的脑的重量为1350~1400 g，成年女士的脑则为1200~1250 g。

脑的体积

　　成年男士的脑的体积约为1350立方厘米，相当于加满2个1.2 L的饮料瓶后再加半杯水。

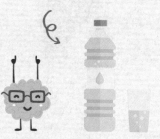

脑消耗的能量

　　脑消耗的能量能达到我们身体整体消耗能量的20%。

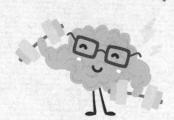

脑各个部分的名称

正视图　　　　　俯视图　　　　　纵剖面图

前

后

左 ｜ 右

■ 额叶区　■ 枕叶区　■ 顶叶区　■ 颞叶区

脑的结构和功能

大脑：精神活动

间脑：调节体温、血糖

小脑：维持身体平衡

中脑：调节眼部活动

延髓：调节呼吸、心跳、消化

与记忆有关的部分

新皮质

基底核

下丘脑

杏仁体

海马体

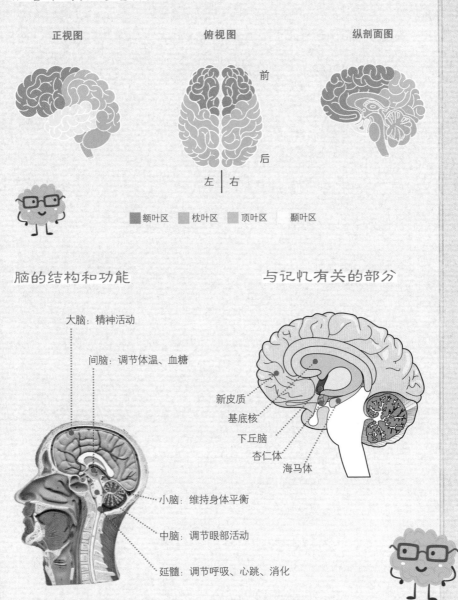